ro
ro
ro

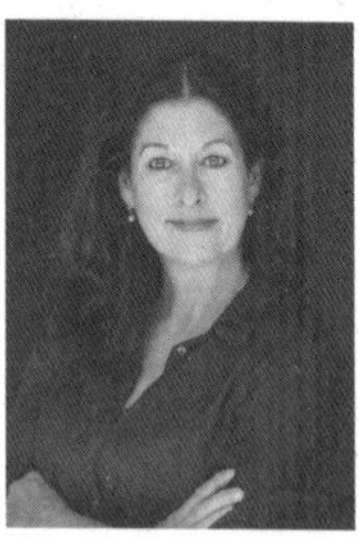

Birgit Ehrenberg, geboren 1962, ist Journalistin und studierte Philosophin. Sie begleitet und unterstützt Menschen mit ihrer Expertise in existenziellen Fragen zur Liebe und ist seit vielen Jahren erfolgreiche Autorin zum Thema, u.a. für «Emotion», «Für Sie», «Brigitte», «Donna», «Hohe Luft», «My Way», «Men's Health», «Bild», «Welt am Sonntag» sowie für das Onlinemagazin «beziehungsweise». Birgit Ehrenberg lebt in Hamburg.

Birgit Ehrenberg

Was passiert mit der Liebe, wenn der Partner zum Pflegefall wird?

Rowohlt Taschenbuch Verlag

Name, Alter, Wohnort und andere biographische Details aller in diesem Buch beschriebenen Personen wurden geändert.

Originalausgabe
Veröffentlicht im Rowohlt Taschenbuch Verlag,
Reinbek bei Hamburg, Oktober 2018

Umschlaggestaltung bürosüd, München
Umschlagabbildung Mihaela Ninic / plainpicture
Satz Hollander PostScript (InDesign) bei
Dörlemann Satz, Lemförde
Druck und Bindung CPI books GmbH, Leck, Germany
ISBN 978 3 499 63398 0

Für Nele und Elias und für unser Dorf

INHALT

EINLEITUNG

«Was würdest du machen, wenn ich morgen im Rollstuhl säße? Was ist eigentlich Liebe für dich?» Zwei Fragen, die während der «Tatort»-Folge vom 12. November 2017 aus heiterem Himmel im Raum stehen und direkt ins Zentrum all der Fragen nach der wahren Liebe zielen. Man rechnet nicht unbedingt damit, dass einen ein Krimi zum gründlichen Nachdenken über die Liebe zwingt. Bei mir ist es jedenfalls aus mit der trägen Sonntagabend-Gemütlichkeit, die Fragen beunruhigen mich, und vielen Zuschauern ergeht es sicher ähnlich. Vor meinem geistigen Auge sehe ich, wie Paare, die bis dahin einmütig mit ihrem Partner auf dem Sofa saßen, dem Täter auf der Spur, für einen Moment innehalten und zumindest im Stillen über die Qualität ihrer Beziehung nachdenken. Ein Seitenblick zum Gegenüber: Würde sie, würde er, würde ich …

Warum die Irritation? Die Sätze haben es in sich: Es sind Gretchenfragen, was die Liebe angeht. Die Dresdener «Tatort»-Kommissarin Henni Sieland stellt sie ihrem Freund Ole. Auslöser ist die Begegnung mit einem beeindruckenden

Ehepaar. Der Mann sitzt nach einem Unfall im Rollstuhl, seine Ehefrau versorgt und pflegt ihn voller Hingabe und Zärtlichkeit. Man sieht ganz deutlich: Sie tut das nicht bloß aus Mitleid oder aus Pflichtgefühl, sie liebt ihn mit Leib und Seele, es gibt kein Vertun. Der Mann wird nie wieder gehen können, er wird vieles nie wieder tun können. Das hat fatale berufliche und private Folgen für ihn und seine Frau, das ist eine enorme Zäsur in der Beziehung, das stellt alles auf den Kopf, den Alltag, die Zukunftspläne – und die Frau liebt den Mann einfach weiter.

Ich fragte mich: Werde ich auf diese Weise geliebt? Diese Weise heißt: bedingungslos. Ich möchte so geliebt werden, bedingungslos, ohne Wenn und Aber! Und: Wie steht es um mich, könnte ich das auch, ohne Wenn und Aber weiterlieben trotz aller Zumutungen, die eine Pflegebedürftigkeit mit sich bringt? Vielleicht stößt sich der eine oder andere an der Formulierung, *weiter*lieben, das ist doch selbstverständlich, möchte man meinen.

Ist es das wirklich? Niemand zählt, wie oft Menschen ihren Partner verlassen, weil sie ihn in seiner Krankheit nicht ertragen können oder wollen. Darüber gibt es keine Daten, man kennt es nur vom Hörensagen. Mir sind solche Geschichten zugetragen worden, traurige Geschichten, die nicht unbedingt von Lieblosigkeit erzählen. Manchmal scheitert die Liebe an Überforderung. Und wer hat dann keine Schuldgefühle?

Haben Sie sich schon einmal gefragt, was Sie machen würden, wenn Ihr Partner morgen im Rollstuhl säße? Was

Liebe für Sie ist? Ist es, mit dem Menschen an Ihrer Seite dieses neue schwierige Leben zu teilen, mit allen Belastungen und Einschränkungen, und das nicht widerstrebend und schlecht gelaunt, sondern mit Freude? Wollen Sie wissen, wie Sie reagieren würden, wenn es Sie in Ihrer Partnerschaft träfe, wollen Sie wissen, wie Ihr Partner reagieren würde, wenn Sie auf ihn angewiesen wären?

Für die Kommissarin dulden diese Fragen keinen Aufschub, sie brennen ihr unter den Nägeln. Sie braucht die unverzügliche Antwort darauf, was sie in ihrer Beziehung erwarten darf, was sie hoffen kann. Vielleicht haben die Zweifel bereits länger an ihr genagt, und nun ist die Stunde der Wahrheit gekommen.

Sie sitzt also in ihrem Streifenwagen und ruft ihren Freund an, der steht nichtsahnend im Supermarkt und überlegt, ob er ihr Couscous zum Abendessen kredenzen soll. «Willst du Couscous?», fragt er munter, man merkt, er hält sich für einen liebevollen Partner, der sich um das Wohl seiner hart arbeitenden Freundin sorgt. Und sie: «Was würdest du machen, wenn ich morgen im Rollstuhl säße? Was ist eigentlich Liebe für dich?»

Dem Mann fällt auf die Schnelle keine Antwort ein, der Regisseur hat eindrücklich in Szene gesetzt, wie Ole mit sich ringt, wie er schweigt, kämpft, schrecklich, es vergehen zu viele Sekunden, bald ist alles verloren, denkt man, man kann gar nicht hinsehen. Die Kommissarin lauscht in ihr Handy, nichts, keine Antwort.

«Ich mache Schluss», sagt sie, der Zuschauer weiß nicht,

ob sie das Gespräch beendet oder die Beziehung. Jedenfalls leidet man als Zuschauer mit, man möchte Ole am Kragen packen und die fundamentalen Sätze aus ihm herausschütteln, die seine Freundin hören will. Die Sätze sind: «Du erwischst mich gerade auf dem falschen Fuß, ich stehe vor dem Regal mit der Hirse, aber gut, meine Antwort ist: Ich werde für dich da sein, wenn du im Rollstuhl sitzt, natürlich. Ich werde immer für dich da sein. Mach dir keine Sorgen. Liebe ist für mich, für dich da zu sein.»

Das wären die notwendigen Sätze gewesen, ein Aufatmen bei der Kommissarin, ein Lächeln, der Übergang zum Alltag, ja sehr gern Couscous, Schatz, ich freue mich. Ole hätte mit dieser Antwort die Liebe neu belebt, die Beziehung gerettet und gestärkt.

Worte sind in der Liebe oft eine Handlung, sie sind es, die eine gemeinsame Wirklichkeit erschaffen. Wenn jemand das erste Mal «Ich liebe dich» sagt und der andere erwidert: «Ich dich auch», ist das einer der zwei großen Gänsehautmomente der Liebe. Der nächste: wenn das Paar sich feierlich verspricht, die guten und die schlechten Zeiten miteinander zu teilen. Ob im stillen Kämmerlein oder vor Gott und der Welt gegeben, katapultiert einen dieses Versprechen aus der Gegenwart der Liebe in ihre Zukunft, in die verschiedensten Modi von Zukunft, in glorreiche und deprimierende. Das ist quasi eine imaginäre Zeitreise nach vorn, um sie anzutreten, braucht es Vertrauen in die Stärke der Liebe und in sich selbst. Ein Versprechen ist eine enorme Leistung des Geistes und der Seele, ein Meisterstück. Denn: Der Versprechende macht von sich selbst eine positive Aussage, die eine Person betrifft, die er noch gar nicht ist im Moment des Versprechens. Wenn ich im Jahr 2018 etwas verspreche, das auch im Jahr 2034 eine Relevanz haben soll, dann habe ich keine Kenntnis über die Frau, die ich 2034 sein werde. Vielleicht hat mich das Leben bis dahin auf eine Weise gebeutelt, dass ich egoistisch geworden bin und denke: Es geht mir nur noch um mich, was schert mich mein Geschwätz von 2018? Vielleicht ist auch mein Partner auf eine Weise ein anderer geworden, dass er mir derart fremd ist, dass ich mich nicht mehr an ihn gebunden fühle. Allein sich vorzustellen, das Versprechen einhalten zu können und zu wollen, zeugt also von Größe. Die noch größere Leistung ist allerdings: den Willen wirklich zu «verlängern», das Versprechen einzuhalten.

Der Philosoph Friedrich Nietzsche würdigt diesen Willensakt, indem er sagt, dass im Versprechen der «Sinn der ganzen Menschheitsgeschichte» liegt.

Das alles ist abstrakt und wird erst konkret, wenn ich jemanden liebe, der plötzlich schwer krank wird und Pflege braucht, meine Pflege. Wenn ich versprochen habe, immer für den geliebten Menschen da zu sein, habe ich damit auch gemeint, dass ich mein Leben in den Dienst seiner Gesundheit stellen werde? Oder hatte ich «lediglich» kleinere Widrigkeiten im Sinn, die meinen Alltag nicht komplett und vielleicht dauerhaft verändern, blockieren, wie eine schwere Krankheit es tut?

Die Krux bei der Liebe liegt in den Worten. Im Dialog konstruieren zwei Subjekte eine Wirklichkeit, doch diese zwei Subjekte haben nicht immer das gleiche Verständnis von der Bedeutung der Worte. Diese bilden damit lediglich den Anfang, dem auf dem Fuße die Anstrengung folgen muss, die Weltsichten der beiden Individuen auf einen Nenner zu bringen, sodass sich das Versprechen zur beiderseitigen Zufriedenheit erfüllen kann.

«Liebe ist nur ein Wort» heißt ein Roman von Johannes Mario Simmel, der Titel bringt die komplizierte Sache mit der Liebe auf den Punkt: «Liebe» ist in der Tat zunächst einmal bloß ein Wort und damit eine trügerische Idylle. Dahinter eröffnet sich für jeden Menschen eine für ihn charakteristische Welt von Gefühlen und Gedanken, Lichtblicken, Abgründen.

Schon in einer Paarbeziehung, in der beide Partner gesund sind, müssen sich die Liebenden nach dem Liebesgeständnis darauf einigen, was jeder für sich ausdrücken will, wenn er sagt: «Ich liebe dich.» Die hermetische Sprache der Liebe führt leider regelmäßig zu tragischen Missverständnissen.

Zum semantischen Wirrwarr trägt bei, dass wir «Liebe» inflationär gebrauchen, wir lieben auch Blumenkohl, Urlaub auf Mallorca oder Rollkragenpullover. Für den Philosophen Emmanuel Levinas ist deshalb schon der Begriff «Liebe» verdächtig, er beobachtet, dass dessen Bedeutung zunehmend an Signifikanz verliert und eine bestimmte Art, etwas zu lieben, mit einer anderen Art in einen Topf geworfen wird, sodass am Ende alles und jedes geliebt wird und die Objekte und die Liebe zu ihnen miteinander verschwimmt und es keine exklusive Bedeutung mehr gibt, die weitere Bedeutungen entschieden ausschließt. Was von der Liebe bleibt, das sind diffuse Befindlichkeiten im Sinne von «mögen». Levinas sagt deshalb: «Ich misstraue dem Wort Liebe, das verdorben ist.»

So weit würde ich nicht gehen, ich vertraue dem Wort durchaus. Ich empfehle aber, sehr vorsichtig damit umzugehen, es im Gebrauch unter die Lupe zu nehmen, es auf seinen Gehalt hin abzuklopfen. Was für eine Liebe meine ich, wenn ich von Liebe spreche? Erotische Liebe, Nächstenliebe, kameradschaftliche Liebe? Und: Auf wen bezieht sich meine Liebe?

Fast jedes Paar muss sich bemühen zu begreifen, was der Einzelne unter dem Begriff «Liebe» versteht. Manchmal stimmen die Vorstellungen von vornherein überein, in den meisten Fällen bedarf es der Kommunikation. Denken wir allein an das Thema «Heirat». Manche gehen davon aus, dass der, der liebt, heiraten will, heiraten muss, keine Liebe ohne Ehe. Andere hingegen wollen partout nicht heiraten. Obwohl sie lieben, gerade weil sie lieben. Sie sind davon überzeugt, dass der, der wahrhaft liebt, nicht heiraten sollte, weil ein Romantiker mit der Liebe keine Verträge schließt. Da spielen sich Dramen ab, die nicht selten in einer Trennung münden.

Erreicht ein Paar schließlich eine respektable Schnittmenge, was sein Verständnis von Liebe angeht, kann diese in ihrer ganzen Pracht gelebt werden. Es ist ungeheuerlich, wie glücklich Liebe machen kann, man will mehr und mehr davon. Das ist der Grund, warum die Liebe hoch im Kurs steht, man erwartet von ihr nichts Geringeres als Glück, sie gilt den meisten Menschen als der Sinn des Lebens. Wie Hermann Hesse sagt: «Glück ist Liebe, nichts anderes. Wer lieben kann, ist glücklich.» Das ist wahr, doch schwierig umzusetzen. Wäre es simpel, lebten wir im Paradies. Wohlgemerkt, Hesse sagt nicht: Wer geliebt wird, der ist glücklich. Nein, er spricht vom Tun in der Liebe, vom Lieben. Demnach müsste Goethes Werther ein glücklicher Mann gewesen sein, seine Liebesfähigkeit war enorm, er gilt als einer der bedeutendsten und einflussreichsten Liebenden der Weltliteratur. Der Literaturwissenschaftler Gerhard Neumann schreibt in seinem Aufsatz «Lektüren der Liebe»: «Die Vorstellung von Liebe, wie sie in Goethes Werther-Roman 1774 zum ersten Mal in die Welt trat, hatte unabsehbare Folgen für das sich neu herausbildende Verständnis von Passion und Begehren; sie hatte Folgen für die Bedeutung der Liebe im gesellschaftlichen Leben der Menschen in der europäischen Moderne, die nach der großen bürgerlichen Revolution heraufzuziehen begann.»

Werther liebt tapfer und unbeirrt, obwohl Lotte, seine Angebetete vergeben ist, er beruft sich auf sein Herz, das ihm allein gehört, so sagt er voller Inbrunst und ohne das Kalkül der Erwartung von Gegenliebe. Diese romantische Unbedingtheit kann man verrückt finden (und als «amour fou» deklarieren), man kann sie aber auch bewundern, das haben viele Zeitgenossen Goethes und auch spätere Leser getan. Am Ende scheitert Werther aber doch daran, dass er auf keine Gegenliebe stößt. Anstatt Lotte ein Leben lang aus der Ferne zu verehren wie ein Minnesänger, der sein Glück und überdies seine Selbstvervollkommnung aus dem reinen Liebesdienst schöpft, erschießt Werther sich. Selbstaufgabe statt Selbstfindung durch die Liebe. Werthers Geschichte ist eine gelungene Parabel für den zutiefst menschlichen inneren Kampf zwischen Bedingungslos-lieben-Wollen und der Sehnsucht, geliebt zu werden, immer eine Gratwanderung.

Lieben können macht nicht um jeden Preis glücklich, es ist eine Kunst, eine hohe Kunst, die Erich Fromm in seiner «Kunst des Liebens» beschreibt. Die meisten Frauen und Männer finden das mit der Kunst und dem Lieben weniger erstrebenswert, sich noch einmal auf die Schulbank zu setzen, um Liebe zu lernen, das ist anstrengend. Die Liebe soll über einen kommen und perfekt sein, man möchte «einfach so» etwas abkriegen vom Liebeskuchen, am besten das größte Stück, das liegt wohl in der Natur des Menschen. Geliebt zu werden, das ist wie sich in der Sonne aalen, es ist hell und warm, ohne dass man etwas tun muss. Man kann sich hundert Mal sagen, Geben ist seliger denn Nehmen, ohne Nehmen scheint es nicht zu gehen.

Bei der «Verteilung» fangen dann also auch die Probleme an: ein Übermaß an Liebe, das einen erdrückt; zu wenig Liebe, was einen der Liebe hinterherhecheln lässt wie der Teufel der armen Seele; gänzlich unerwiderte Liebe, die einem das Herz bricht. Die Menschen suchen ständig nach Lösungen für diese Nöte, nach Wegen und Möglichkeiten, das Maß an Liebe auszubalancieren. Das ist kein moralinsaurer Vorwurf, wir sind in unserem Liebesverhalten Menschen, keine Götter. Natürlich ist die Liebe auf Gegenseitigkeit ausgerichtet, doch wir stehen uns selbst im Weg, wenn wir den anderen mit unseren massiven Erwartungen konfrontieren und bereits im Vorfeld die Rüstung anlegen. Ich bin bereit, dir dieses oder jenes zu geben, was bekomme ich dafür zurück? Liebe erfordert die Bereitschaft, sich selbst nicht als Nabel der Welt zu begreifen und ein erwachsenes Ego zu entwickeln, das Verantwortung tragen kann. Leider sind wir Kinder unserer Zeit, und das Wissen um das wahre Wesen der Liebe, die eben kein Tauschgeschäft sein kann, ist verschüttet.

Kommen wir zurück zu den Gretchenfragen: Welchen Weg wähle ich, wenn ich jemanden liebe, der nicht mehr «richtig» zurücklieben kann, weil er zum Beispiel Alzheimer hat? Welchen Weg wähle ich, wenn ich jemanden liebe, mit dem ich nicht mehr intim sein kann, weil er gelähmt ist? Was passiert dann mit der Liebe? Kann ich unter diesen Umständen noch Glück in der Liebe empfinden?

Es ist bemerkenswert, dass es für sämtliche Beziehungsprobleme Ratgeber gibt, die einvernehmlich von der Prämisse ausgehen: Deine Beziehung ist nicht in Ordnung, doch keine Sorge, Rettung naht. Beziehungen sind nicht statisch, sie wandeln sich im Laufe der Zeit, du musst nur produktiv damit umgehen. Beziehungsarbeit lautet das Schlagwort. Was einem alles an Katastrophen widerfahren kann, wenn man liebt, und wie man es trotzdem schafft, weiterzulieben, füllt Bibliotheken. Auf alle Fälle steigt man am Ende immer wie ein Phönix aus der Asche, ob zu zweit oder allein.

Was bis jetzt ausgespart wurde: die Auswirkungen von Pflegebedürftigkeit auf die partnerschaftliche Liebe. Da muss erst ein «Tatort» kommen, um auf das Thema aufmerksam zu machen. Dabei ist die Wahrscheinlichkeit, von dieser Art Wandel betroffen zu werden, ausgesprochen hoch. Fakt ist, dass unsere Lebenserwartung steigt und steigt und damit die Aussicht, an der Seite des Partners nicht nur alt, sondern auch krank zu werden. Darüber hinaus gibt es reichlich junge Menschen, deren Partner von heute auf morgen Pflege braucht, denken wir an den prominenten Fall von Michael Schumacher, ein Ausbund von Vitalität, von heute auf morgen aus seinem Alltag gerissen.

Es existieren zahlreiche Publikationen darüber, wie Kinder die Pflege ihrer Eltern übernehmen, sie meistern oder daran scheitern. Das Thema steht im gesellschaftlichen Fokus, wird in den Medien rege diskutiert. Doch die Liebe zwischen Eltern und Kindern und die Liebe eines Paars, das sind gänzlich verschiedene Arten von Liebe, sie sind in keiner Weise zu vergleichen. Die Liebe der Eltern zum Kind ist eben idealerweise bedingungslos, da gelingt das, was zwischen Erwachsenen selten gelingt. Es gibt somit ein «Gefälle» zwischen Kindern und Eltern. Sind die Kinder groß, können sie den alten und gebrechlichen Eltern eine fürsorgliche Liebe entgegenbringen. Dazu müssen sie mit den Eltern im Reinen sein, Verletzungen und Enttäuschungen aus der

Kindheit verarbeitet und verziehen haben. Psychologen nennen diesen Entwicklungsstatus «filiale Reife».

Über die speziellen Konflikte, die entstehen können, wenn in einer Beziehung jemand schwer krank wird, wissen wir so gut wie nichts. Der Bereich der partnerschaftlichen Liebe ist bis jetzt offensichtlich ein Tabu. Liebesbeziehung und Pflegebeziehung, Liebe und Bedürftigkeit, das scheint auf den ersten Blick nichts zu sein, was wir miteinander in Verbindung bringen würden oder möchten. Zu den unumstrittenen Liebesidealen unserer Zeit gehört, dass Partner sich auf Augenhöhe begegnen, dass man sich aus freier Entscheidung heraus liebt und nicht zusammenbleiben muss, weder aus finanziellen Gründen noch als Folge von anderen Abhängigkeiten.

Vor dem Hintergrund von Autonomie und Freiheit jonglieren wir nur allzu gern mit den unkomplizierten Dimensionen, die unser Versprechen haben kann. Wenn wir uns etwa in der Beziehung entsetzlich langweilen, begreifen wir das schon als schlechte Zeit und jammern herum. Wir erinnern uns an unser Versprechen, die schlechte Phase durchzustehen – oder wir werden vom jammernden Partner daran erinnert: Unsere Ehe ist trist und grau, ein Tag ist wie der andere. Sollte es für mich nicht immer rote Rosen regnen? Du liebst mich nicht mehr! Das sind die Vorwürfe, die uns mobilisieren. Liebe wird zum Gegenteil von Langeweile. Wir versuchen, in die Jahre gekommene Beziehungen aufzufrischen, wir lesen Ratgeber, wir üben uns, wir üben mit dem Partner Liebe, indem wir zur Paarberatung gehen. Wir geben uns Mühe, was die Zeichen der Liebe angeht, wir denken an die Jahrestage der Beziehung, wir kaufen Geschenke am Valentinstag, zumindest Blumen. Wir erlernen gemeinsam mit dem Partner eine neue Sportart, um die Zusammengehörigkeit zu stärken, wir legen die Zeitung beim Frühstück zur Seite und reden endlich wieder mit unserem Gegenüber – wir erneuern unsere Liebe, wir kriegen das hin, das wäre ja gelacht!

Doch was ist mit den Blumen, wenn wir dem Partner oder der Partnerin eines Tages die Windeln wechseln müssen? Täglich, ohne Aussicht auf Besserung. Bleiben wir in Geberlaune? Da kommt dann eine schlechte Zeit auf uns zu, die ihren Namen wirklich verdient: Krankheit, unter Umständen für den Rest des Lebens. Das ist die schlechteste Zeit, die wir uns hätten ausmalen können, als wir versprochen haben: in guten wie in schlechten Zeiten. Spätestens an diesem Punkt unseres Liebeslebens merken wir: Liebe ist nicht nur ein Gefühl, ein Wort, sie verlangt einem etwas ab: Güte. Liebe hat eine eigene Ethik.

Immerhin, dieses Versprechen ist für erstaunlich viele Liebende keine leere Formel. In einer europaweiten Studie geben 57 Prozent der Menschen, die ihren Partner pflegen, als Grund dafür Liebe an. 15 Prozent tun es nach eigenen Angaben aus Pflichtgefühl, 13 Prozent sehen sich moralisch dazu aufgerufen. Ob Pflichtgefühl und die Bereitschaft, Verantwortung zu tragen, allerdings nicht auch den veritablen Liebesgefühlen zugeordnet werden können, darüber kann und muss man nachdenken. In jedem Fall ist es wichtig, sich selbst seine Motive für die Pflegebereitschaft bewusst zu machen, um der Aufgabe langfristig gewachsen zu sein. Das Bewusstsein der eigenen Gründe und Möglichkeiten ist eine ideale Voraussetzung, um in kritischen Momenten auf diese inneren Ressourcen zurückgreifen zu können. Dem einen hilft es, sich an die unglaubliche Romantik der ersten Jahre zu erinnern, dem anderen helfen eher nüchterne Impulse wie der Gedanke daran, dass man gemeinsame Kinder hat, die man liebt, denen man nicht den Schock einer Trennung zumuten möchte. Es kann aber auch ein Haus oder eine Firma oder ein Dackel sein, das, die oder der die Bereitschaft, zu pflegen, anschiebt. Liebe ist mitunter sehr pragmatisch.

Ich mag auf alle Fälle die leiseren Liebesgefühle, die sich aus Haltungen wie Verantwortungsbewusstsein und dem Willen zur Treue speisen. Sie kommen nicht donnernd daher, das ist keine Oper, das ist eher Hintergrundmusik, die allerdings einen Takt angibt, der mich auf Verbindlichkeit hoffen lässt, auf Resonanz bei meinem Gegenüber.

Und geht es bei dieser ganzen Liebesdebatte nicht im Wesentlichen darum, dass man sich auf das Versprechen verlassen kann und darf, dass es verbindlich ist und damit verbindend? Ständig werden wir dazu aufgefordert, im Hier und Jetzt zu leben, auch was die Liebe betrifft: Genießen soll man, Intimität mit oder ohne Nähe, feste Beziehung oder Sex aus dem Internet, es ist alles leicht zu haben, bloß ersehnen soll man nichts. Hat die Liebe keine Zukunft, dann bitte loslassen, nicht klammern, wenn doch Liebeskummer, dann zeitlich begrenzt, alles in bekömmlichen Dosen. Doch was bleibt dann noch von der Liebe? Ist sie in dieser Minivariante nicht ein Fähnchen im Wind, das sich jederzeit gegen uns selbst zu wenden droht – und das in einer Gesellschaft, die sich nicht gerade dafür rühmen kann, dem Einzelnen Wärme und Halt zu geben? Ich halte dieses Carpe-diem-Gebot in der Liebe für Kokolores und die Schnelllebigkeit für eine ernste Bedrohung dieser Macht Liebe, von der die Schriftstellerin Sybille Berg sagt, sie ist das Einzige, was die Welt vor dem Untergang zu retten vermag. Da spricht sie ein großes Wort gelassen aus.

Es ist eine anthropologische Grundkonstante, dass der Mensch aus seiner radikalen Einsamkeit ausschließlich durch die Liebe erlöst wird. Er soll nicht allein sein, so steht es schon in der Bibel. Wir sind keine Einzelkämpfer. Kein weiser Mensch hat das je geleugnet, kein Dichter und kein Denker. Kaufleute sehen die Sache vielleicht anders.

Liebe kann nicht sein: Komme ich heute nicht, komme ich morgen, lass uns Sex haben, wie andere sich die Hände schütteln, ein Versprechen kriegst du nicht. Liebe ist an Verbindlichkeit gebunden, an Länge und Dauer, da sitzt die Wahrheit, da sitzt die Mühe. Liebe kann ein zäher Brocken sein, ein zäher Brocken werden.

Falls Sie es deshalb bevorzugen, die Finger von der Liebe zu lassen, bringen Sie sich um das, was alle von ihr wollen: Glück. Exakt dort, wo es weh tun könnte, hat die Schönheit der Liebe ihren Ort und haust das Glück, jedenfalls die realistische Option auf Glück, Seligkeit statt Spaß.

In der Erzählung «Die Toten» von James Joyce geht es

um solch eine Liebe, die die Existenz aus den Angeln hebt. Gretta Conroy, die Ehefrau von Gabriel Conroy, hat sie in ihrer Jugend erlebt, ein junger Mann, der schwerkranke Furley, starb für sie. Er stand in einer kalten Nacht über Stunden vor ihrem Fenster, das kostete ihn das Leben. In der Geschichte geht es um Leben und Tod und um eine Liebe, die einen um das Leben bringt, die das Leben verkürzt und das kurze Leben damit aber unendlich kostbar macht, weil es intensiv war. Als Gretta Gabriel nach vielen Jahren der Ehe ihr Geheimnis offenbart und er blitzartig erkennt, was ihm entgangen ist mit seiner zurückhaltenden Art des Liebens und mit was für einer unerschütterlichen und unvergesslichen Wucht Liebe seine Frau beschenkt worden ist, denkt Gabriel: «Es war besser, kühn in jene andere Welt hinüberzugehen, in der ganzen Glorie einer Leidenschaft, als kläglich vor Alter zu schwinden und zu verwelken.» Weniger elegisch würde man heute wohl mit Matthias Schweighöfer sagen: Liebe ist nichts für Feiglinge.

Jetzt noch einmal die Gretchenfrage an Sie: Haben Sie sich in Hinblick auf Ihr Liebes-Versprechen schon einmal gefragt, ob Sie Ihren Partner pflegen würden? Sind Sie sicher, dass Sie es tun würden, haben Sie sogar schon mit Ihrem Partner darüber gesprochen?

Vielleicht gehören Sie auch längst zu den ca. drei Millionen Deutschen, für die die Pflege des Partners zum täglichen Leben gehört, und Sie denken aus diesem Grund über Ihre Liebe nach. Obacht: «Pflegebedürftig» – damit ist hier gemeint, dass jemand offiziell im Sinne der Pflegeversicherung bedürftig ist, das heißt gesetzlichen Anspruch auf Leistungen aus der Pflegekasse hat. Es gibt eine sehr erhebliche «Dunkelziffer» von Menschen, die Pflege brauchen und bekommen und über keine Leistungen aus der Pflegekasse verfügen können, weil sie keine beantragt haben oder keine bekommen. Die inoffiziellen Zahlen lesen sich also anders. Das Robert-Koch-Institut zählte bereits 2015 rund 4,7 Millionen Menschen, die Pflege brauchen. Offiziell werden es erst 2030 vier Millionen Menschen sein. Wichtig für Sie ist: Experten schätzen, dass es gegenwärtig ca. 6 Millionen Menschen gibt, die sich nicht mehr allein versorgen können. Ich finde, und das ist nicht zynisch gemeint: Auf eine Million mehr oder weniger kommt es gar nicht an. Es sind jedenfalls beeindruckend und auch beängstigend viele Menschen. Und: Es ist wichtig, vorbereitet zu sein.

Die gute Nachricht: Ob und in welcher Weise sich die Liebe durch Pflegebedürftigkeit verändern wird, lässt sich ebenso wenig vorhersagen wie die grundsätzliche Psychodynamik einer Beziehung – es ist alles möglich, das Beste inbegriffen. Aus der schlechten Zeit kann wieder eine gute werden.

Wie geht das? An welchen Punkten ist die Liebe besonders verletzlich, wenn der Partner Pflege braucht? Wie gelingt Lieben in Zeiten schwerer Krankheit? Wo sind die Fallstricke, wo vielleicht aber auch die Chancen, die Liebe anders, jedoch genauso erfüllend zu erfahren wie in den Zeiten der Gesundheit? Wo ist meine Grenze, wo hört meine Liebe auf, wo fängt meine Selbstliebe an? Was ist, wenn die

Liebe zum Du und die Liebe zum Ich nicht mehr Hand in Hand gehen, für eine Weile, eine Pause oder für immer?

Um auf diese existenziellen Fragen eine Antwort zu bekommen, um dem, was mit der Liebe passiert, nicht ohnmächtig ausgeliefert zu sein, sondern es gestalten zu können, braucht es ein Vermögen, das ich «Liebeskönnerschaft» nenne, im Unterschied zur «Kunst des Liebens», wie sie Erich Fromm ausruft. «Kunst» ist mir im Zusammenhang mit der Liebe zu hoch gehängt, wie gesagt, wir sind Menschen, die Liebe bleibt bei uns auf dem Teppich, vom Boden aus ist allerdings reichlich Luft nach oben.

Mit der Rede von «Liebeskönnerschaft» lehne ich mich an den Begriff «Lebenskönnerschaft» an, ein wahrlich profundes Konzept zur Selbsterziehung des Menschen, das Dr. Gerd Achenbach, der Begründer der Philosophischen Praxis, erdacht hat und dass Menschen ein aus der Philosophie genährtes Wissen an die Hand gibt, ihrem Leben Dichte und Prägung zu verleihen. Dazu gehört wesentlich Übung.

Liebe ist ebenfalls eine Ausrichtung, eine Haltung, die geübt werden kann und soll und muss, die verbessert werden kann wie die Kraft eines Muskels. Die Menschen unserer Tage optimieren leider eher ihre Körper und schleppen sie täglich ins Fitnessstudio, anstatt der Liebe eine Form zu geben, sei es die Liebe zum Gegenüber oder zu sich selbst. Man kann sich selbst dazu anhalten, gewissenhaft zu lieben, eine herrliche Aussicht, wie ich finde. Dabei darf man auch getrost immer wieder scheitern, der Weg ist hier das Ziel, wenn mir diese platte Formulierung erlaubt ist, hier passt sie. Wir sollen uns des Glücks der Liebe als würdig erweisen, darum geht es. Liebeskönnerschaft ist keine Frage der Effizienz, sie verpflichtet nicht zum «Gewinnen», sie ist eine Sache des guten Willens, ein beständiges Streben, ein steter Tropfen.

Um ein Liebeskönner oder eine Liebeskönnerin zu sein oder zu werden, ist es vonnöten, sich mit der Idee der Liebe zu befassen, mit ihrer Geschichte – und mit Geschichten.

Die Lektüre von Liebesgeschichten ist neben der philosophischen Betrachtung der Liebe seit Menschengedenken eine bewährte Methode, um etwas über die Liebe zu lernen. Liebesgeschichten sind tausend Mal besser als jeder Ratgeber, denn sie geben keinen Rat. Ratschläge sind wie Schläge, sie drängen einen in eine bestimmte Richtung. Liebesgeschichten dagegen geben Seelenfutter, Trost, Erklärung, Aufklärung und lassen einem dabei die Freiheit, sich dafür zu entscheiden, was man aus ihnen mitnehmen will. Und im besten Fall sind Liebesgeschichten auch noch Kunst und Unterhaltung.

Die Liebesgeschichten in diesem Buch sind nicht fiktiv, es sind wahre Begebenheiten. Ich habe Liebende besucht, in deren Leben die Pflegebedürftigkeit eine zentrale Rolle eingenommen hat. Sie haben mir anvertraut, was mit ihrer Liebe passiert ist. Ich durfte sie auf den Wegen ihrer Liebe begleiten, auf Irrwegen, Umwegen, Abwegen, Zuwegen, und habe die «Stationen» der Liebe nachgezeichnet. Die Erzählungen veranschaulichen unter anderem schwierige Entscheidungssituationen, die Anpassung an den Umgang mit einem komplett veränderten Alltag, zeigen Bewältigungsstrategien, um liebesferne Emotionen wie Ekel, Frustration oder Aggression zuzulassen und überwinden zu können und sind auch eine Auseinandersetzung mit der eigenen Vergänglichkeit. Das sind keine Kuschelthemen, trotzdem macht jede Geschichte Mut zur Liebe, indem sie eine Fährte legt, von der man sich anregen lassen kann, der man nachgehen kann, wenn man in einer ähnlichen Lage ist oder sich seelisch-geistig darauf vorbereiten möchte, falls man in eine solche Lage kommt.

Lassen Sie sich von diesen Geschichten treffen und bewegen, wie ich von den Fragen im «Tatort» getroffen und bewegt wurde. Man kann aus ihnen viel lernen, in ihnen entfaltet sich ein Kaleidoskop von Liebesformen und unterschiedlichsten Gedanken und Gefühlen.

Es sind Protokolle von kleinen und großen Lieben, von Vernunftlieben und leidenschaftlichen Lieben, von Zuversicht und Freude, von Verzweiflung und Trauer, von Neuanfang und von Abschied. Es sind Protokolle der Liebe zum Partner und auch zu sich selbst, deren Beginn von Liebe markiert ist und deren Ende Liebe ist, eine veränderte Form von Liebe. Aber eben Liebe.

Vielleicht entwickelt sich bei Ihnen im inneren Dialog mit den Menschen, die sich offenbaren, das Interesse daran, Ihr eigenes Talent zur Liebeskönnerschaft zu entdecken, es auszubilden. Vielleicht finden Sie bei der Lektüre sogar die Antworten darauf, was Sie machen würden, wenn Ihr Partner morgen im Rollstuhl säße – und was für Sie Liebe ist.

WOVON WIR REDEN, WENN WIR VON LIEBE REDEN

Die Überschrift dieses Kapitels ist zugleich der Titel einer Kurzgeschichte des amerikanischen Autors Raymond Carver, von dem viele sagen, er sei der größte amerikanische Erzähler seit Hemingway. Die Geschichte ist 1981 erschienen, da war ich 19 Jahre alt und las sie zum ersten Mal. Seither lese ich sie immer wieder, sie lässt mich bis heute nicht los. Man könnte schon allein über den Titel eine Abhandlung schreiben, denn er ist Programm, Ankündigung, Verkündigung fast.

Der auf den ersten Blick eher lapidar daherkommende Satz bringt auf den Punkt, dass es verschiedene Sprechweisen, verschiedene Denkweisen über die Liebe gibt und dass es in der Geschichte, die diesen Titel trägt, um eine davon geht. Vielleicht gar um die Weise schlechthin? Das klingt zumindest in der Entschiedenheit des Titels an.

Carvers bestimmte Formulierung scheint jedenfalls keinen Widerspruch zu dulden. Ehe ich nur eine einzige Zeile seiner Prosa gelesen hatte, dachte ich ehrfürchtig, der Mann weiß, von was er spricht. Hier kommt eine Existenzmitteilung über die Liebe auf dich zu. Der Ausdruck Existenzmitteilung geht auf den Philosophen Sören Kierkegaard zurück; er gebraucht ihn im Zusammenhang mit dem Christentum, das ihm nicht Dogma oder Lehre, sondern eine Existenzmitteilung ist. In der Philosophischen Praxis findet dieser Begriff immer dann Verwendung, wenn ein Text oder ein mündlich ausgesprochener Gedanke eine Seinserfahrung auslöst. Danach ist nichts mehr wie zuvor.

Ich wurde nicht enttäuscht, ich habe bei Carver die Existenzmitteilung gefunden, nach der ich suchte, die ich erhoffte, ich finde sie seit knapp 40 Jahren immer wieder.

Die Geschichte fängt harmlos an, banal, bei einem Abendessen sprechen zwei befreundete Ehepaare über die Liebe, sie reden gnadenlos aneinander vorbei. Während der Gin fließt, tröpfeln die Aussagen aus den Menschen heraus, mal munterer, mal verzagter, bis hin zum völligen Versiegen, das typisch moderne Beziehungsgeschwätz, bei dem im Dialog bei aller seelischen und geistigen Anstrengung einfach kein «Wir» zustande kommt. Die Brücke zum Gegenüber ist eingestürzt. Einsame Sprecher und Sprecherinnen tappen mit schalen Worten zum Nächsten, aber sie kommen nicht beim anderen an, sie schütteln sich vor Einsamkeit, sie mixen die Worte noch einmal neu und wagen es ein weiteres Mal, tappen wieder hinaus mit den Worten unter dem Arm, sie transportieren emsig Gefühle und Erfahrungen, Inhalt wäre da, doch jeder bleibt bei sich. Es gibt keinen Common Sense und auch keinen wirklichen Dissens.

Wie klagte Hugo von Hofmannsthal verzweifelt: «Die Worte zerfallen einem wie modrige Pilze im Mund». Er sprach dabei über sein Dichten, beschreibt damit aber auch generell die gegenwärtige Sprachnot, die in der Moderne ihren Anfang nimmt und die den Dialog zwischen den Geschlechtern hemmt oder gänzlich brachlegt und in den ausgehöhlten Ellipsen der Internetkommunikation ihren traurigen Höhepunkt findet. Frauen und Männer haben diese Verständnisschwierigkeiten angeblich deshalb, weil Frauen von der Venus und Männer vom Mars stammen und deshalb total verschieden sind, wie der Beziehungsexperte John Gray drolligerweise annimmt. Damit bugsiert er Weiblein und Männlein in die Galaxis, verortet dort die Herkunft ihrer Beziehungsdramen und mogelt sich um die Tatsachen der irdischen Geistesgeschichte und deren Folgen herum. Das machen sie gern, die Damen und Herren Beziehungsratgeber: die Liebe aus ihren historischen Bezügen herauslösen, die Leser auf die vermeintlichen Wege der Wahrheit und Erlösung führen und damit Geld verdienen.

Gray hätte weniger «Star Trek» schauen und mehr Kafka lesen sollen. Dann hätte er gewusst, dass wir, Frauen wie Männer, moderne Menschen sind und damit ohnmächtig eingebunden in eine Welt, in der in sich verkapselte Subjekte durch die Gegend schwirren, um Objektivität ringen, um etwas Gemeinsames, das nur erreichbar ist, wenn man sich wirklich versteht. Mit dem Satz «We never really advance one step beyond ourselves» hat der Philosoph David Hume

Ende des 18. Jahrhunderts den Kern modernen Weltempfindens getroffen.

«Wir treten niemals einen Schritt aus uns heraus», das ist die illusionslose Analyse über die Möglichkeiten der modernen Kommunikation, die den anderen meint und erreichen will und oft im Inneren des Menschen verhallt.

Dieses Dilemma hat zur Folge, dass wir manchmal wie in Kafkas Geschichte «Die Verwandlung» als Käfer aufwachen, wir sind heute ein anderer als gestern, wir erkennen uns oft selbst nicht wieder, wir verstehen uns nicht. Wie sollten wir da unser Gegenüber verstehen, wie sollten wir eine Wahrheit finden, eine gemeinsame, eine verbindliche und verbindende Antwort darauf, was Liebe ist, wie es eine glückliche Liebesbeziehung eigentlich erfordert?

Man kennt es aus Filmen und vom Theater: Zwei-Personen- oder auch Vier-Personen-Stücke, die mit zahlreichen Worten und trotzdem sprachlos beginnen und ebenso enden, denken wir an «Glückliche Tage» von Samuel Beckett, wo Frau und Mann ihre Köpfe aus einer Grube strecken und vor sich hin monologisieren. Selbst wenn sich alle anschreien, wie in «Gott des Gemetzels», ein Drama von Yasmina Reza, wenn die Worte nicht zu überhören sind, werden sie nicht gehört.

Genauso kommen auch die Figuren Carvers mit ihren Worten nicht an und nicht weiter, sie verlieren sich fast im schwerfälligen und öden Smalltalk und nähern sich der Liebe keinen Deut. Doch dann gibt es plötzlich eine Zäsur, da kommt etwas Neues zur Sprache, fast eine unerhörte Begebenheit, wie in einer klassischen Novelle.

Einer der Männer ist Arzt, er berichtet von einem Erlebnis. Er hat ein Paar behandelt, hochbetagt, das einen Unfall hatte. Frau und Mann sind wie die Mumien eingegipst, der Mann klagt und jammert ohne Unterlass, aber nicht wegen der Schmerzen. Es tut ihm die Seele weh, denn er kann seine Frau nicht sehen. Er will unbedingt ihr Gesicht betrachten, die geliebten Züge, doch die Augenlöcher des Verbandes lassen es nicht zu, er ist verzweifelt, er möchte sich den Verband vom Gesicht reißen. Dass der Ehemann derart außer sich ist, kann der Arzt nicht begreifen. Er sagt zu seinen Freunden: «Ich meine, es brachte den alten Sack fast um, dass er die verdammte Frau nicht sehen konnte. Versteht Ihr, was ich sagen will?»

Seine Frau und seine Freunde verstehen es nicht. Ich schon, sehr gut sogar. Es entspricht meiner Sichtweise der Liebe. Dazu eine kleine Geschichte von mir. Ich saß einmal im Zug nach Berlin, ich reiste ohne meine Kinder, ich genoss die Ruhe, ich griff zum Buch. Neben mir saß ein kleiner Junge, vielleicht sechs Jahre alt, seiner Mutter gegenüber. Die beiden packten das Spiel «Obstgarten» auf den Tisch. Wie oft habe ich das mit meinen Kindern gespielt, und Gesellschaftsspiele waren und sind mir ein Graus. «Machst du mit?», fragte mich der Junge treuherzig und hielt mir eine Spielkarte hin. Ich zögerte kurz, sah den Jungen an und stieg natürlich ins Spiel ein. Wie hätte ich das einem Kind abschlagen können, das ganz selbstverständlich sein Vertrauen in mich setzte? Der Junge verlor bald das Interesse an dem Spiel, die Mutter nickte ein, und wir unterhielten uns.

Ich spürte, dass der Kleine mich mochte, und ich mochte ihn auch. Wir hatten einen ganz besonderen Draht zueinander. Er wurde müde, lehnte sein Köpfchen eine halbe Stunde lang an meine Schulter, plauderte dann weiter. Die Fahrt verging wie im Flug, wir vergaßen fast, auszusteigen, eilten zum Ausgang des vollbesetzten Zuges, verabschiedeten uns schnell. Auf dem Bahnsteig sah mir der Junge hinterher, lief mir nach, überlegte kurz, er war einen Moment lang verlegen, und sagte dann fest: «Ich möchte dich vier Mal sehen.»

Ich war überwältigt. So wie der Titel von Raymond Carvers Geschichte «Wovon wir reden, wenn wir von Liebe reden» Programm ist, so ist dieser Kindersatz Programm. Es geht hier nicht um Liebe, es geht um Sympathie, um Zuneigung, doch auch das sind Formen der Liebe. Genauso wie der Junge fühlte, fühlt man, wenn man jemandem zugeneigt ist: Man will ihn sehen, man will ihn oft sehen, vier Mal, immerzu. Deshalb will der alte Mann seine Frau unbedingt sehen.

Sehen kann hier auch im übertragenen Sinne verstanden werden, man erkennt den geliebten Menschen. Die Soziologin Eva Illouz hat recht, wenn sie sagt: Geliebt wirst du, wo du erkannt wirst. Das steht schon in der Bibel: Adam erkannte sein Weib.

Der kleine Junge, der seine Zuneigung in dem Wunsch, mich vier Mal zu sehen, bekundete, war ein Weiser in der Liebe. Kinder verstehen sehr viel von der Liebe, das möchte ich an dieser Stelle deutlich hervorheben. Wer etwas über die Liebe lernen will, möge sich mit Kindern unterhalten.

Mein Sohn hat mir, da konnte er gerade schreiben, eine Postkarte geschenkt, auf der Vorderseite sieht man eine Affenmama mit ihrem Baby, auf der Textseite steht in Krakelschrift: «Lieben!» Er hat damit ein zweites Wesensmerkmal der Liebe zum Ausdruck gebracht, nämlich die Tatsache, dass die Liebe sich vor allem im Lieben zeigt.

Auch das ist ein Indiz für die Moderne: dass sich die Menschen immer weniger sehen wollen, keine Zeit mehr haben, virtuell kann man schließlich auch zusammen sein, das geht schnell, Ratzfatz ein Kontakt nach dem anderen, hier ein Klümpchen Worte, da ein Klümpchen Worte. Allein dass so etwas Kontakt heißt, sind wir denn alle elektrisch? Technischer kann man menschliches Miteinander nicht bezeichnen. Kontakte berühren einen nicht, da gefriert einem eher das Herz. Ich war nicht von jeher allergisch gegen diese Rede von Kontakten, die Abneigung hat sich mit der Zeit entwickelt, weil Kontakte einsam machen. Ich habe mich irgendwann bewusst entschieden, keine Kontakte haben zu wollen, das heißt, ich betrachte meine Mitmenschen nicht als Kontakte, und ich vermeide auch das Wort «Kontakt». Ich möchte mit den Menschen in Verbindung sein, ihnen begegnen, mit ihnen Umgang haben. Zur Welt der Kontakte passt, dass man eben gerade nicht auf Begegnungen aus ist, die im Hier und Jetzt auf einen zukommen können, wenn man offen dafür ist, sondern dass man Kontakte plant und kalkuliert, man schickt Anfragen an potenzielle Interessenten an der eigenen Person, eine Art Akquise also.

Was in diesem System der künstlichen Kontakte fehlt, das

ist etwas ganz Grundlegendes, das Prinzip der Humanität schlechthin: die Resonanz. So nennt der Soziologe Hartmut Rosa in seinem Buch «Resonanz. Eine Soziologie der Weltbeziehung», ein Buch, das man getrost ein Werk nennen darf, weil es entschieden zur Weltverbesserung beitragen könnte, das pulsierende Verhältnis zu der Welt, die uns umgibt, ein Verhältnis aus Fleisch und Blut. Eine Welt, in die der Mensch idealerweise, menschlicherweise, (nicht virtuell) hineinruft und idealerweise, menschlicherweise, (nicht virtuelle) Antworten bekommt, Sprechen und Hören eben, Leibhaftigkeit, Responsivität, Resonanz. Was WhatsApp-Kommunikation angeht und die Kommunikation in Internetportalen, gehört es fast schon zum Knigge, sich ohne Vorwarnung nicht mehr zu melden, plötzlich ohne Erklärung zu verstummen. Dabei ist das nach Rosa die größte Angst des Menschen, dass die Welt verstummt.

So als wolle man aber gar kein Mensch sein, kontaktieren die Leute ihre virtuellen Kontakte, checken, ob ihnen das entgegenkommt, was sie Interesse, Aufmerksamkeit oder Liebe nennen, und was für sie herauszuholen ist aus den Kontakten. Geht da was? Die meisten wollen erst einmal sicher sein, dass sie selbst gut gefunden werden, dann öffnen sie sich sukzessive und vorsichtig. Eine Hand wäscht die andere. Exkurs: Manchmal sind Frauen in dieser Angelegenheit noch viel zurückhaltender als Männer, «geiziger», trotz aller Emanzipation. Was das Melden angeht, finden sie, dass der Mann sich erst einmal melden muss, dann sind sie dran. Ich höre oft von Frauen, dass sie einen Mann wollen, der sie wie eine Göttin behandelt, dazu gehört natürlich ein Sack an WhatsApp-Kontaktierungen («Hat er sich gemeldet?»). Manche Frauen kriegen ihre Verehrer selten oder nie zu Gesicht, aber Nachrichten via WhatsApp ohne Ende.

Es gibt auch reichlich Ratgeberliteratur, die einem zu diesem Göttinnen-Status verhelfen will. Starker Tobak! Was wäre, wenn Männer verlangen würden, wie ein Gott behandelt zu werden? Da gäbe es großen Protest unter Theologinnen und Feministinnen.

Dieses Kind, das ich nie vergessen werde, war jedenfalls wirklich ein Kenner und Könner der Liebe, ein Vorbild, der Inbegriff von gelebter Resonanz. Woher hatte der kleine Junge diesen «drive», diesen lebendigen Umgang mit seinen Gefühlen, woher hatte mein Sohn sein Wissen über die Liebe? Kinder erleben Liebe unverstellt, naiv, echt, wahr. Ich glaube, wir Erwachsene verlernen diesen unmittelbaren Zugriff auf die Liebe, diese Hingabe an die Sehnsucht. Wir verkneifen es uns, wir lieben oft mit einem entsetzlichen Stock im Hintern. Sehnsucht, das ist eine seelische Bewegung, die man trotzdem physisch in jeder Zelle spürt, ähnlich wie Heimweh. Sehnsucht und Heimweh, das sind nach meinem Verständnis auch Resonanzerfahrungen. Man kann diese starken Bewegungen natürlich unterdrücken und gänzlich eliminieren, das funktioniert. Man kann sich das verkneifen, man kann sich das abgewöhnen. Und dann humpelt man durch sein Liebesleben wie ein seelisch Amputierter und switcht sich durch seine Kontakte.

Anstatt jemanden vier Mal sehen zu wollen, wollen die Menschen lieber vier Mal Geschlechtsverkehr. Sie glauben, dass Sehnsucht primär sexuell motiviert ist, dass sie sich erfüllt, wenn man sich mit jemandem körperlich vereinigt. Erst kaut man sich die Fingernägel ab, weil man jemanden sehen möchte, der einen sexuell um den Verstand bringt, dann krallt man sie in seinen Rücken, wenn es endlich zum Vollzug kommt. Sehnsucht gestillt. Doch das ist keine Sehnsucht, das ist allenfalls «Desire», Begehren, so nennt es der Philosoph Michel Foucault, der gründlich über das Verhältnis von Liebe und Sexualität nachgedacht hat. Ich finde schon Begehren anspruchsvoll, wer begehrt, ist immerhin nicht ganz ohne inneren Halt, ist nicht zwingend ein Getriebener. Ich denke, es handelt sich bei der sexuellen «Sehnsucht» um eine gewisse Nervosität, die sich legt, wenn es zur Befriedigung kommt, schon kurze Zeit später kehrt die Aufgewühltheit allerdings genauso quälend zurück. Es ist wohl eher Sucht als Sehnsucht, die all die nervösen sexuellen Nimmersatte treibt.

Frauen und Männer, die das Verlangen nach Sex mit der Sehnsucht gleichsetzen, finden nie Ruhe. Alles muss immer und immer wieder neu sein, unverbraucht und aufregend, jeden Tag eine Premiere. Dabei kommen allenfalls erotische Szenen wie aus dem Film «Und täglich grüßt das Murmeltier» zustande, wo nichts neu und aufregend ist, weil sich alles wiederholt, tödlich für die doch eigentlich gewünschte sexuelle Ekstase. Und weil die Leidenschaft mit den Jahren abkühlt, muss man entweder neben der Hauptbeziehung

Nebenbeziehungen führen oder alle naslang einen anderen Menschen heiraten, um das Feuer immer wieder anders anzufachen, serielle Monogamie nennt man das.

Dieses Verständnis von leidenschaftlich-romantischer Liebe, von aufregender Liebe, ist prägend für unsere Zeit und steht der Liebesweise des alten Mannes aus der Carver-Geschichte kontradiktorisch gegenüber. Er will seine Frau weder berühren, weder streicheln noch küssen oder gar sofort mit ihr schlafen. Er möchte sie erblicken. Nicht weil ihm das Alter physiologisch einen Strich durch die Rechnung macht und es ihm am Potenz fehlt, nein, das Sehenwollen ist seine Liebe. Meine auch. Davon rede ich, wenn ich von Liebe rede.

Ich habe viele Lieblingstexte über die Liebe. Zu der Liebesweise des Mannes und zu meiner passt, wie der Dramatiker Botho Strauß die Liebe erklärt. Er beschreibt in dem Reclam-Bändchen «Über die Liebe» die Bedeutung der Augen, des Sehens. «Die Liebe wartet aufs Augenlicht», sagt er. Und weiter: «Wenn Augenlicht scheint, bist Du glücklich. Da mögen wir noch so oft die nassen Bäuche aufeinander klatschen, mit den Leibern fuhrwerken und zappeln wie die Bisamratten, wir kommen der Sache doch niemals näher als mit den Augen, die sich nicht vereinigen lassen.»

Ich verneige mich vor Botho Strauß, wie hat er das herrlich formuliert, «mit den Leibern fuhrwerken»! Für mich klingt das technisch und kalt, es klingt nach Kontakten, nach rasanten Stellungswechseln, wo man sich nicht berührt, sondern anfasst, befummelt, die Menschen wenden sich wie die Schnitzel in der Pfanne, wilder Sex eben, animalisch, Selbstvergessenheit im Sinnenrausch, das, wovon so viele träumen. Ich verurteile das nicht. Es ist, wie es ist. Aber es könnte ein Irrtum sein, sich auf das Fuhrwerken als Zündstoff für die Liebe zu verlassen, gar zu erwarten, dass das Fuhrwerken mit ein und derselben Person dauerhaft spannend bleibt und noch mit Kindern, Haushalt und Beruf und darüber hinaus mit einer tiefen seelisch-geistigen Verbindung Hand in Hand geht und dieses stramme Paket ein paar Jahrzehnte lang fest geschnürt bleibt.

Dabei ist diese Vision von Liebe fast taufrisch, sie hat sich weder historisch bewährt, noch bewährt sie sich aktuell, sonst würden nicht so viele aus Liebe und Leidenschaft geschlossene Ehen geschieden, weil die Leidenschaft verpufft ist. Die Rechnung geht irgendwie nicht auf.

Die Verbindung von Liebe und Ehe ist eine Schöpfung des aufstrebenden Bürgertums des 18. Jahrhunderts. Bis zu diesem Zeitpunkt waren Liebe und Sexualität in der Regel außereheliche Angelegenheiten. Ehen wurden geschlossen, um aristokratische Dynastien abzusichern oder auszubauen. Bei den städtischen wie bäuerlichen Unterschichten blieb die Ehe eine wirtschaftliche Zweckgemeinschaft. Kein Mensch hätte damals erwartet, seinen Partner dauerhaft zu begehren, keiner hätte danach gefragt, was aus der Liebe wird, wenn einer der Liebenden pflegebedürftig wird. Erstens sind die Menschen nicht alt geworden, zweitens hätte man sich einfach gepflegt, wer sonst hätte das übernehmen sollen?

Doch gehen wir zurück zu den Anfängen, zum Rohzustand der Liebe. Drehen wir eine Ehrenrunde um unsere Körper, um zu verstehen, warum wir lieben, wie wir lieben, was wir damit meinen. Beginnen wir unter der Gürtellinie und arbeiten wir uns nach oben.

Selbstverständlich gibt es eine Natur der Liebe, das ist gewissermaßen die Basis für alles, was später «obendrauf» kommt. Der Philosoph Max Scheler sagt: «Die Liebe liebt und schaut im Lieben immer etwas weiter als nur auf das, was sie in den Händen hat und besitzt. Der Triebimpuls, der sie auslöst, mag ermüden, sie selbst ermüdet nicht.»

Interessant ist auch, dass sich das Wort «Liebe» aus germanischen Formen des Sanskrit-Wortes «lubh» für Verlangen, Begierde entwickelte. Die Etymologie beweist: Mit den Trieben fängt alles an.

Wie dieser Triebimpuls beschaffen ist, das hat die amerikanische Anthropologin Helen Fisher in ihrem Buch «The Anatomy of Love: The Natural History of Monogamy, Adultery und Divorce» wissenschaftlich exakt beschrieben.

Nach Fisher verfügen wir über drei verschiedene emotionale Systeme im Gehirn, die miteinander zusammenhängen. Da wären die Lust (lust), die Anziehung (romantic love) und die Verbundenheit (attachment). Jedes Gefühlssystem geht mit einer spezifischen Konstellation neuraler Korrelate einher, die einem Verhaltensrepertoire entspricht, das die Reproduktion, die Fortpflanzung steuert. Der Sexualtrieb bringt uns dazu, uns mit einem anderen Mitglied der eigenen Art sexuell zu vereinigen. Das System der Anziehung kommt zum Tragen, wenn wir zwischen verschiedenen Geschlechtspartnern wählen, das heißt, uns einen aussuchen, den wir sexy finden. Das System der Verbundenheit dient dem Zweck, positive soziale Verhaltensweisen zu entwickeln, etwa um elterliche Pflichten zu erfüllen.

Diese Beschreibung ist überzeugend und das Prozedere für den Erhalt unserer Gattung sicher notwendig, die Erklärung der Abläufe finde ich aber schlicht langweilig. Das ist mir zu neurologisch. Müsste ich mit diesen Infos über die Liebe leben und lieben, ich würde in einen hundertjährigen Schlaf fallen. Da fehlt mir das Seelenfutter. Auch Andy Warhol hat behauptet, dass Liebe reine Chemie sei, und der Philosoph Robert Spaemann hat das lakonisch kommentiert mit den Worten: «Der Mann hat nie geliebt.»

Ich begreife Menschen einfach nicht primär als Naturwesen. Das ist nicht zwingend zeitgemäß, aber auch keine spezielle Marotte von mir persönlich. Ich teile diese idealistische Sicht mit vielen interessanten und fortschrittlichen Menschen, nicht nur mit ewiggestrigen Romantikern.

Von jeher haben sich kluge Köpfe mit der Kultur der Liebe befasst, weg von den orgiastischen Zuckungen der Bisamratte also, hin zu nichts Geringerem als der Bestimmung des Menschen. Es war über Jahrtausende die Aufgabe der Philosophie, die Liebe zu erforschen, denn die Philosophie ist die erste Wissenschaft überhaupt und die Mutterwissenschaft der Liebe. Schließlich trägt sie das Wort Liebe in sich: Philosophie ist die Liebe zur Weisheit. Erst im Zuge des Positivismus des 19. Jahrhunderts sprangen Psychologen auf den Liebeserkundungs-Zug auf, Soziologen wie Niklas Luhmann und Norbert Elias folgten, um nur zwei bedeutende Namen zu nennen.

Der erste Psychoanalytiker und Begründer dieser Methode, Sigmund Freud, ist der berühmteste psychologische Liebeserklärer. Aus seiner Sicht lieben wir die Liebe, weil sich in ihr das Streben nach einem verlorenen Paradies widerspiegelt, nach der Geborgenheit im Uterus der Mutter.

Warum interessiert uns Menschen eigentlich so sehr, was die Liebe ist? Die Frage nach dem Wesen der Liebe führt in die Tiefen des Menschseins, zur Conditio humana: Was ist wichtig? Wie soll ich leben? Das sind die Fragen, die Sokrates auf der Agora gestellt hat, auf dem Markplatz der Antike. Die Liebe war dabei ein zentrales Thema, wenngleich sie mit dem, was wir heute unter Liebe verstehen, nichts zu tun hatte.

Und wenn Sie nun in meiner Geschichtensammlung Frauen und Männern aus dem Jahr 2018 zuhören, die Ihnen erzählen, was mit ihrer Liebe passierte, als ihr Partner pflegebedürftig wurde, dann sollten Sie unbedingt wissen, was gemeint ist oder gemeint sein könnte, wenn die Menschen aus meinem Buch das Wort «Liebe» in den Mund nehmen, wovon diese reden, wenn sie von der Liebe reden. Mein Buch ist insofern im besten Fall auch eine Art Marktplatz, auf dem die Liebe verhandelt wird.

Begeben wir uns also auf einen kleinen Streifzug durch die Geschichte, bevor wir uns auf die Geschichten aus unserer Gegenwart einlassen. Das soll und kann keine penible wissenschaftliche Auseinandersetzung mit der Kulturgeschichte sein, es gibt auch keine akademischen Fußnoten. Ich will hier nur die großen Linien nachzeichnen, die wirklich wichtig sind, um der Liebe auf den Grund zu gehen.

Und wenn sich ein Genie wie Sokrates mit den Leuten auf dem Markplatz so unterhalten hat, wie ihm der Schnabel gewachsen war, und er die Menschen inspirieren konnte, ermuntert mich das, es ihm gleichzutun und ebenfalls außerhalb des akademischen Elfenbeinturms über die Liebe zu sprechen. Albernheiten wie die Rede von Venus und Mars und dass man sich selbst heiraten muss, damit einen andere heiraten, erspare ich Ihnen. Merken Sie sich bitte: Nur weil man über die Liebe nicht akademisch doziert, muss man sie noch lange nicht verwässern. Sie haben ein Recht auf philosophische Aufklärung, und zwar auf eine, die verständlich ist.

Während der Mensch also schon als affenähnlicher Homo habilis mit seinem Leib herumfuhrwerkte – das Herumgefuhrwerke lief und läuft immer, das ist das Einzige, das immer gleich war, darauf kann man sich verlassen –, fing erst Hesiod 700 vor Christi in seiner Theogonie damit an, die Liebe als Prinzip zu erklären und ihre Genese chronologisch aufzuschlüsseln.

Was meinte Hesiod, als er von der Liebe sprach? Der griechische Dichter war so etwas wie ein Protokollant, er arbeitete auf dem Feld und schrieb auf, was die Leute sich von der Liebe erzählten, vom Anfang der Welt: Der Urzustand war das Nichts, das Chaos. Aus diesem entstand Gaia, die Erde. Sie hatte vier Geschwister, die Götter Tartaros (das Totenreich),

Nyx (die Nacht), Erebos (die Finsternis) und Eros (die Liebe). Eros steht also am Anfang von allem, er ist Begehren und zielt auf Vereinigung, er ist eine der Grundkräfte des Kosmos, eine starke Gewalt – und dabei im Widerstreit mit dunklen Mächten wie der Dunkelheit, der Nacht und dem Tod.

Der nächste Philosoph, der für viele den ersten Platz auf dem Olymp der Denker über die Liebe verdient, ist Platon. Im vierten Jahrhundert vor Christi entwarf der Athener in seinem Symposium («Gastmahl») ein epochales Konzept der Liebe und verfasste damit vielleicht das bedeutendste Werk über die Liebe überhaupt. Darin unterhalten sich der Komödiendichter Aristophanes, der Feldherr Alkibiades und der Philosoph Sokrates. Sokrates erzählt, dass er von der Seherin Diotima das Geheimnis der Liebe erfahren habe. Eros sei kein Gott, sondern ein Daimon, ein Vermittler zwischen den Menschen und den Göttern, der den Menschen zum Schönen leite. Die Reise ende jedoch nicht damit, einen bestimmten schönen Menschen zu finden, sondern die Idee des Schönen, das Allgemeine sei das Ziel. Eros verkörpert also das Streben nach den ewigen Ideen, er ist der göttliche Führer in das Reich der Erkenntnis und damit in die Ewigkeit. Platon verurteilt die sinnliche Liebe nicht, doch sie ist ihm nur die Vorstufe zur edlen Form der Liebe, die nach dem Guten, Wahren und Schönen fragt. Die platonische Liebe richtet sich nicht auf das Physische, sondern auf das Ideelle. Dem Liebenden ist die Liebe ein Mittel zur Selbsterkenntnis. Man könnte fast sagen: Ich liebe, also bin ich.

Platons Reden über die Liebe klingen in unseren Ohren

sehr abstrakt. Wie soll das gehen, einer Idee gerecht werden und zugleich einem bestimmten Menschen? Mit der Frage lässt Platon uns allein, sie hat ihn auch nicht sonderlich interessiert. Seine Philosophie der Liebe zielt auf die Vervollkommnung alles Seienden, und in dieser kognitiven wie ethischen Dimension ist sie Maßstab allen Nachdenkens über die Liebe und hat einen gewaltigen Einfluss auf die Liebesreligion schlechthin: das Christentum.

Für die Christen ist die Liebe das Wichtigste auf der Welt und Jesus die Fleischwerdung dieses Prinzips. Jesus steht per se für das Lieben. Er bleibt immer im Lieben, auch wenn man ihn angreift, er hält die Wange hin und wird dabei kein bisschen kleiner, sondern größer. Er lässt sich alles gefallen, er vergibt sich nichts, er vergibt «nur». Mit der Liebe Jesu würde nichts passieren, wenn er jemanden pflegen müsste. Jesus liebt einfach durchgehend. Aber er ist ja auch Jesus.

Doch bevor Jesus als zentrale Gestalt der Liebe, die gleichermaßen die Liebe zum Nächsten wie zu sich selbst postuliert, auf die Welt kommt, hat Aristoteles seinen historischen, seinen großen Auftritt. Er war ein Schüler in Platons Akademie, bevor er eine eigene Schule gründete. Während Platon sich im Bereich der Ideen tummelte, war Aristoteles sozusagen «down to earth». Der Renaissancemaler Raffael hat dieses «Gefälle» 1510 n. Chr. hervorragend ins Bild gesetzt, sein Gemälde heißt «Die Schule von Athen» und zeigt Aristoteles und Platon im Gespräch. Platon schaut nach oben, Aristoteles nach unten. Die alten Griechen hatten sinnfällige Ausdrücke: «Mensch» hieß bei ihnen «Anthropos», der

Aufrechte, und ist einer, der nach unten, nach vorn und vor allem nach oben schauen kann. Das ist ein schönes Menschenbild: der Mensch, der den Blick in den Himmel richtet. Ich denke, das Menschsein erfordert auch den Blick nach unten. Die Liebe jedenfalls braucht beide Perspektiven.

Aristoteles bringt ein Konzept der Liebe ins Spiel, das dem Eros eine gemäßigtere Ausrichtung zur Seite stellt, die «Philia». Damit ist die freundschaftliche Liebe gemeint.

Aristoteles unterscheidet drei Arten von Freundschaft:

1. die, bei der die Freunde einen Nutzen voneinander haben,
2. die, die Vergnügen und Annehmlichkeit verschafft,
3. die, die um ihrer selbst willen geführt wird und in der man dem anderen mit Wohlwollen begegnet, sein Bestes will.

Nur diese dritte Art wird von Aristoteles ernst genommen, denn nur bei ihr wird der Freund um seiner selbst willen geliebt. Diese erhabene Art der Freundschaft ist ausschließlich unter Gleichen möglich, gleich in der gesellschaftlichen Position, im Geiste, in der Seele. Um sich wirklich und wahrhaftig für das Wohlergehen des Freundes zu interessieren, muss man sich auch selbst lieben, sagt Aristoteles. Diese Art der Liebe, die freundschaftliche, die wohlwollende, die gleichermaßen sich selbst und das geliebte Gegenüber in den Blick nimmt, kommt einem fast modern vor, und sie wird uns in den Geschichten der Pflegenden in reiner oder abgewandelter Form begegnen.

Im christlichen Mittelalter dann tritt die Philia als gütige

Liebe in Form der Agape (oder Caritas) auf, jedoch mit dem zentralen Unterschied, dass die Agape nur in Verbindung mit Gott und mit seiner Liebe zur Schöpfung zu denken ist. Die Agape ist die pure Nächstenliebe, wie sie sich im Gedanken des Christentums entfaltet. Wenn man so will, ist sie ein metaphysisches Prinzip, aus ihr entspringt eine ethische Pflicht, die als Liebesgebot im Johannesevangelium, Kapitel 13, Vers 34 formuliert wurde: «Ein neues Gebot gebe ich euch: Liebt einander! Wie ich euch geliebt habe, so sollt auch ihr einander lieben», heißt es im Johannesevangelium. «Liebet einander, wie ich euch geliebt habe», sagt Jesus zu den Jüngern. In der Regel wird das christliche Liebesgebot an dem Vers «Liebe deinen Nächsten wie dich selbst» exemplifiziert. Das ist ein geflügeltes Wort.

Doch damit kann ich wenig anfangen, mir fehlt hier die Maßgabe, das ist wie eine Diätanweisung, in der nebulös steht: Iss weniger. Aber wie denn, was denn weniger? Weniger Fett, weniger Süßes? Weniger Kohlenhydrate?

Mich selbst lieben, wie geht das? Soll ich mir jeden Tag nette Worte sagen, mich beschenken, mich vor den Spiegel stellen und mich selbst umarmen? Und das Gleiche mit meinen Mitmenschen tun? Oder soll ich mir selbst gegenüber liebevolle Strenge walten lassen und mich nicht verwöhnen? Da komme ich durcheinander.

Die andere Weisung «Liebet einander! Wie ich euch geliebt habe, so sollt auch ihr einander lieben» enthält dagegen ein glasklares Rezept für die Liebesweise, viele Rezepte sogar, alle nach dem gleichen Strickmuster. Jede einzelne

Geschichte aus der Bibel veranschaulicht, wie das geht mit der Liebe, mit dem Geben der Liebe. Alles ganz einfach: Man selbst kommt zuletzt dran. Man kommt dran, aber im Falle eines Falles erst einmal der Mitmensch, dann kann man sich um das eigene kleine Egolein kümmern. Man gibt nach, man verzeiht, man verzichtet. Wie hat der Philosoph Emmanuel Levinas seine Ethik der Liebe, die ihm für das allgemeine Zusammenleben der Menschen und für Beziehungen vorschwebt, zusammengefasst: «Nach Ihnen bitte!» Das ist natürlich nicht sonderlich schillernd, da steht man nicht selbst als Liebesgöttin da oder als Apoll, von der Glorie der Liebe umweht, sondern man ist eher ein grauer Liebesdiener oder eine graue Liebesmagd und ist aber in seinem Dienen eine Lichtgestalt der Liebe.

Das klingt auch alles viel trister, als es in Wirklichkeit ist. In Wahrheit ist es spannend, sich im Lieben und Dienen zu üben. Im Verlauf der Recherche für dieses Buch sind mir solche Verhältnisse oft begegnet: Menschen, die dem anderen, den sie lieben, den Vortritt lassen. Diese Menschen erschienen mir nicht als arme Tröpfe, im Gegenteil. Manchmal ging die Hingabe, das tätige Wohlwollen, die Philia, mit ihrer Selbstliebe sogar Hand in Hand, weil sich die Selbstliebe über die Liebe zum anderen bestimmte.

Was geht da vor sich? Vielleicht liegt in dieser altruistischen Liebesform etwas, das uns Menschen zu Menschen macht und uns deshalb am Ende guttut, bei aller Anstrengung, die es bedeutet, dem anderen den Vortritt zu lassen, wie es zum Beispiel Pflege mit sich bringt.

Der amerikanische Philosoph Harry G. Frankfurt ist von diesem Zusammenhang überzeugt, er denkt, dass das Sorgen, das Fürsorgen grundlegend dafür ist, dass wir «die Art von Wesen sind, die wir nun einmal sind». Das «Caring», wie Frankfurt es nennt, ist etwas, das wir Menschen können und wollen in unserem Leben. Wer liebt, ist fürsorglich, das zeichnet uns Menschen im Gegensatz zu den Tieren aus. In der Geschichte gibt es schon sehr frühe Zeugnisse der Fürsorge und Pflege von Gebrechlichen. «Der Alte von La Chapelle aux Saint» war ein Neandertaler, dessen Gelenke verschlissen und Zähne früh ausgefallen waren. Ohne die Unterstützung seiner Gemeinschaft hätte er das stolze Alter von 40 Jahren wohl kaum erreicht. Wahrscheinlich hatte er einen Nutzen für seine Sippe und wurde deshalb gepflegt, wie der Gießener Philosoph und Biologe Eckart Volant vermutet: «Wenn in nomadisierenden Wildbeutergesellschaften vielleicht nur einmal pro Generation eine kritische Dürre erlebt wird, ist es vorteilhaft, auf das Wissen der Alten über mögliche Wasserspeicher zurückgreifen zu können.»

Für Frankfurt entspringt die Fürsorge dagegen keinem möglichen Nutzen, sie hat keinen Zweck, sie ist kein Zwang, nein, für ihn ist es Ausdruck von Willensfreiheit, das zu tun, was dem Menschen entspricht: lieben. Damit kommen wir zu uns selbst, mit diesem Akt lieben wir uns selbst.

Nach Frankfurt ist es nicht so, dass man einen Menschen liebt, weil er wertvoller ist als alle anderen Menschen, weil er es verdient hat, geliebt zu werden. Sondern genau andersrum: Er ist so wertvoll, weil man ihn liebt. «Liebe schafft

Gründe» ist der Kernsatz von Frankfurts Buch «The Reasons of love». Es heißt bezeichnenderweise nicht «The Reasons for love».

Wenn wir daran denken, dass «sich verlieben» im Englischen «to fall in love» heißt, wird deutlich, wie sehr sich das unmittelbare Angezogenwerden, die Affinität, die sich aus einem Gemisch von Äußerlichkeiten und Schmetterlingen im Bauch speist, von dieser intentionalen Form des Liebens unterscheidet. Eine Liebe, die die Gründe schafft, ist die zweite Stufe nach der Verliebtheit, eine Liebe, die bedingungslos ist. Sie würde gemäß des Frankfurt'schen Liebesbegriffs implizieren, dass man sich auf alle künftigen Wandlungen des geliebten Menschen einlassen kann, wie etwa jene, dass einem Mann, der stets der starke und selbständige Versorger war, nun vielleicht das Essen gereicht werden muss und dass eine Frau, die immer brillant war, nun nur noch wirres Zeug von sich gibt.

Diese Fähigkeit, jedwede Veränderung des geliebten Menschen in die Liebe mit hineinzunehmen, hat Stendhal schon 1822 in seinem Buch «Über die Liebe» in das Bild der Kristallisation gefasst – und damit gezeigt, dass in der Kulturgeschichte der Liebe einmal gelegte Spuren aufgenommen und modifiziert werden und manchmal, sehr selten, etwas gänzlich Neues daraus entstehen kann. Stendhal jedenfalls nimmt vorweg, was Frankfurt im 20. Jahrhundert über die Liebe sagen wird.

Für den Franzosen ist die Liebe ein Akt des Geistes, ein dynamischer, nicht stillstehender Prozess. Er will, dass die

Menschen die Liebe nicht als bloße Empfindung betrachten, sondern über die Liebe nachdenken, damit sie «bewusst in der Ebene des Geistes reflektiert und objektiviert werde». Ein Plädoyer für die Überzeugung, dass das Denken der Liebe nicht den Zauber nimmt, sondern sie vertieft.

Um die Veränderungen und feinen Verästelungen der Liebe zu charakterisieren, benutzt Stendhal das Bild eines Zweiges ohne Blätter, den man in eine Salzmine legt. Nach zwei bis drei Monaten haben sich an dem nackten Holz Kristalle gebildet. Ebenso verhält es sich nach der Liebestheorie Stendhals mit der Person, an der der oder die Liebende immer neue Facetten entdeckt. Die oder der Geliebte vervollkommnet sich immer weiter, wie der Zweig in der Salzmine mehr und mehr Kristalle ansetzt. Diese «Kristallisation» liegt im Auge des Betrachters und muss nicht der Realität entsprechen. Das geliebte Wesen wird immer liebenswürdiger, die «Wandlungen», wie Frankfurt es nennt, werden geliebt. Die Kristallisation kann auch unterbrochen werden in einer Phase der Krise, aber grundsätzlich ist sie ein lebenslanger Prozess.

Dieses Bild zeigt sehr deutlich, dass zur Liebe ein Entschluss gehört. Wenn wir von der Liebe reden, reden wir nicht von Gefühlen, denen wir uns einfach hingeben, unentschlossene Liebe ist allenfalls Verliebtheit, Begierde. Liebe ist, sich auf die Liebe bewusst einzulassen.

An diesem Punkt sind wir bei der Liebespraxis, wie sie uns in den folgenden Geschichten begegnen wird.

Die Menschen, mit denen ich über ihre Liebe gesprochen

habe, haben jeweils einen eigenen Begriff von der Liebe, sie standen vor der Aufgabe, diesen zu hinterfragen, zu überprüfen, neu zu konzipieren, die Liebe anders zu leben, als Krankheit und Pflege in ihr Leben traten.

Wie sie auch mit den Fährnissen der Liebe umgegangen sind, sie haben immer neu angefangen, mit dem geliebten Menschen, mit sich selbst. Sie waren mittendrin in der Liebe, selbst in Momenten des Hasses. Das Ende von Liebe ist nicht Hass, es ist rigorose Teilnahmslosigkeit, Sorglosigkeit, Apathie. Wenn die Liebe weg ist, macht man sich keine Sorgen mehr um den anderen. Dieses Dableiben um der Liebe willen, der Mut und die Entschlossenheit, eine feste Vorstellung von Liebe aufzugeben, einen anderen unbekannten Weg zu gehen und sich wie Sokrates zu sagen: «Ich weiß, dass ich nichts weiß», zeugt davon, dass man Liebe wirklich ernst nimmt, Ehrfurcht vor ihr hat, sich ihr beugt.

An einer Stelle der Geschichte von Raymond Carver gibt es dazu zwei Sätze, die offenbaren, dass sich die Dialoge der Figuren doch nicht im Geschwätz erschöpfen, dass sie sehr wohl wissen, wovon sie reden, wenn sie von Liebe reden, dass sie zumindest ahnen, dass die Liebe bei aller Theorie auch immer wieder ein Mysterium ist, dass es keine Routine, keine Vorhersehbarkeiten gibt. Das ist das Eigentümliche an der Liebe: Sie ist ein Denken und ein Geheimnis zugleich, etwas, das manchmal mit einem Punkt oder einem Ausrufezeichen endet, manchmal mit einem Fragezeichen – und dass sie trotzdem weitergeschrieben wird. All das ist kein Widerspruch, es ist das Wesen der Liebe.

Hier die zwei Sätze:

«Was wissen wir schon über die Liebe? Also mir kommt es so vor, als ob wir alle blutige Anfänger auf dem Gebiet sind.»

DIE LIEBE IST NOCH GRÖSSER GEWORDEN

Sie kommen mir Hand in Hand entgegen. Sie sind noch weit weg, die Straße ist lang, doch ich erkenne sie sofort, zwei Menschen am Horizont, Petra und Wolfgang. Ein schönes Paar, ein schönes Bild, ein schöner Auftritt. Es ist sonst niemand unterwegs an diesem Sonntagvormittag, es ist immer wenig los in dieser winzigen verschlafenen Stadt. Doch selbst wenn ein Pulk von gestressten Großstadtmenschen über den Bürgersteig geeilt wäre, die beiden hätte ich in der Menge sofort erkannt, dabei habe ich bis jetzt nur mit ihnen telefoniert.

Ihr Telefon war auf Lautsprecher gestellt, als wir das erste Gespräch führten und ich das Ehepaar fragte, ob es mir die Geschichte seiner Liebe erzählen möchte und wie sie sich veränderte, als sie durch Wolfgangs Krankheit komplett auf den Kopf gestellt wurde. «Ich will Ihre Liebe erforschen, einverstanden?», sagte ich. Liebesforschung scheint mir der angemessene Ausdruck für meine Tätigkeit zu sein, die darin besteht, der Liebe auf den Grund zu gehen, sie zu verstehen.

Viele meiner Kollegen nennen sich «Experte», das klingt für mein Verständnis so, als wisse man alles besser als die anderen. Aber nur weil man viele Bücher gelesen und Seminare besucht hat, muss man die Liebe nicht verstanden haben. Ich habe es bereits hervorgehoben: Die Lektüre ist in der Tat von wesentlicher Bedeutung und sollte nie aufhören – wirklich tiefes Wissen über die Liebe allerdings speist sich aber auch aus Gesprächen mit Liebenden. Jetzt Petra und Wolfgang. Ihr Ruf als glückliches Liebespaar eilt ihnen voraus, sie wurden mir empfohlen.

Beide antworteten sofort mit Ja auf meine Frage, aus einem Munde, wie man sagt, einstimmig, zweistimmig einig. Die passen zusammen, dachte ich, und wie sie mir dann heute erzählen, was ihnen widerfahren ist nach 20 glücklichen Ehejahren, legen ihre Worte sich übereinander, als würden sie sich umarmen. Alles ist rund, keiner unterbricht den anderen, keiner verbessert den anderen, sie ergänzen sich.

Liebe kann man sich gut rund vorstellen, finde ich, rund und rhythmisch wie eine Melodie. Rund ist ja nichts anderes als vollständig. Zu den großen Legenden über die Liebe gehört Platons Mythos vom Kugelmenschen, der ursprünglich beide Geschlechter in sich vereinte und schließlich vom zornigen Zeus zerteilt wurde. Seither suchen die zwei Hälften nacheinander. Vielleicht hat sich bei Petra und Wolfgang der Kreis geschlossen.

Sie sprechen leise, sanft, vor allem Petra. Es gibt Menschen, von denen man sich nicht vorstellen kann, dass sie jemals ihre Stimme erheben, dass sie keifen, zetern oder schreien. Wolfgang vertraut mir später an, er habe sich bei der ersten Begegnung zunächst in Petras weiche Stimme verliebt. «Ich bin ein Softie, sagt man das heute noch? Alles Laute tut mir weh. Deshalb bin ich so gern in der Natur. Im Wald darf man nicht laut sein. Petra ist dort besonders still. Die wenigsten Frauen können das.»

Sie spazieren also an diesem Herbstmorgen auf mich zu, Petra klein und zart mit einem grauen Pagenkopf, eine Frau von Mitte 70, die alterslos wirkt. Es liegt nicht an ihrem Gang, das könnte man meinen, das liest man oft, dass der Gang elastisch und alterslos wirkt. Nein, Petra geht nicht federnd und beschwingt, man merkt ihrem Gang die Last der letzten Jahre an. Die Abwesenheit von dem, was man Alter nennt, liegt bei Petra nicht an einer künstlichen Jugendlichkeit mit wenig Falten. Zwar hat sich kaum eine Kerbe in Petras Haut eingegraben, das Mädchenhafte aber, das sie ausstrahlt, kommt aus der Seele.

Die meisten Frauen, die sich mit Chemie und Operationen krummlegen für ihr Äußeres, wenn das Alter kommt, werden nie verstehen, dass dieser abgenutzte Satz stimmt: Wahre Schönheit kommt von innen. Gegen das Alter kann man nichts machen, außer – von innen heraus – etwas zu sein, etwas geformt zu haben, was nach außen drängt: Charakter, Seele, Anmut.

Petra sieht schön und lieb aus, die kann keiner Fliege etwas zuleide tun, schießt mir durch den Kopf. Sie trägt eine Jeans, eine sportliche Jacke, flache Schuhe. Wolfgang ist groß und schlank, grau, er wird bald 80. Ein alter Mann, er geht gebeugt. Als er mich sieht, winkt er mir fröhlich zu. Man kann müde winken, man kann abwinken, abwehren, aber Wolfgang winkt, wie es Kinder tun, die erwarten, dass man zurückwinkt, weil sie unschuldig vom Guten ausgehen. Beide wirken wie Kinder auf mich, ihre Körper sind gebeugt, doch ihr Geist ist ungebrochen, wie Hänsel und Gretel, die unbeirrbar auf allen Wegen zusammengehalten haben. Sie waren Geschwister, Petra und Wolfgang sind ein Liebespaar.

Wirklich: ein schönes Paar, ein schönes Bild, ein schöner Auftritt. Wie «Romeo und Julia auf dem Dorfe» in der gleichnamigen Novelle von Gottfried Keller, nur in Alt. Das ist allerdings eine traurige Liebesgeschichte. Die Geschichte von Petra und Wolfgang geht anders.

Als sie vor mir stehen und wir uns die Hände schütteln, fehlt mir ein fester Händedruck von Wolfgang, seine Hand ruht kurz schlapp in meiner. So machen es vielleicht Softies, so machen es vielleicht weiche Männer, denke ich, und mir kommen die Klagen von Frauen über harte Männer in den Sinn. Es ist für Frauen von Vorteil, wenn Männer weich sind, ganz logisch, weich ist sensibel, sensibel und empathisch, das ist eine Wohltat und in Wolfgangs Generation eher noch eine Ausnahme. Einen weichen Mann kann man allerdings leicht umpusten.

Wolfgang hat braune Augen, warm und treuherzig, eine Mischung aus Labrador und kleiner Junge, das Lid des rechten Auges hängt herab, auch hier eine kleine physiologische

Schwäche, er sieht etwas lädiert aus. Das Angeschlagene, Brüchige weckt Sympathie und Mitgefühl, man möchte ihn in den Arm nehmen. Sein Gesicht ist sehr gut geschnitten, er muss ein attraktiver junger Mann gewesen sein, ist es irgendwie noch immer. Ein alter Mann, dennoch scheint der Junge im Mann durch, an seiner Seite eine alte Frau, zugleich ein Mädchen. Wolfgang weiß schon, warum er Petra «Mädchen» nennt. Petra und Wolfgang lächeln verlegen. Ich bin beeindruckt und gerührt.

Ich habe schon oft Liebespaaren gegenübergestanden und gedacht, oje, das war nichts und das wird nichts. Lieber ein Ende mit Schrecken als ein Schrecken ohne Ende. Ich bin eine Art Seismograph für die Liebe, mein Wissen speist sich aus dem gesunden Menschenverstand, aus Erfahrung und aus der jahrzehntelangen philosophischen Beschäftigung mit der Liebe. Ich behalte meine Kassandrarufe für mich, es sei denn, jemand fragt ausdrücklich danach, was ich von seiner Liebe halte. Wenn ich hingerissen bin von einem Paar, mache ich aus meiner Begeisterung allerdings kein Geheimnis.

Zu Petra und Wolfgang sage ich: «Ihr passt zusammen.»

Die beiden strahlen etwas aus, das dem Gedeihen der Liebe meiner Liebestheorie nach dienlich ist, man kann es Unschuld nennen oder Naivität. Es ist kompromisslose Offenheit, die aus ihren Gesichtern spricht. So gucken Stehaufmännchen, die aus schlechten Erfahrungen nicht lernen, dass die Welt böse ist und man selbst böse sein muss, um zu überleben, sondern die unverbrüchlich an das Gute glauben. Die Liebe ist das Gute, sie ist das Beste. Sie ist der Sinn des Lebens.

Wer so schaut, der kann entweder viel zu kurz kommen im Leben und in der Liebe oder unvergleichlich reich beschenkt werden. Feinfühlig und voller Vertrauen sein, das ist Risiko und Chance zugleich. Wider des Mainstreams unserer Zeit behaupte ich: Zu erfahren zu sein, gar abgeklärt und womöglich misstrauisch, das ist auf alle Fälle schädlich für die Liebe. Abschotten ist lieblos. Nicht Vorsicht ist in der Liebe die Mutter der Porzellankiste, sondern Mut. «Sei gefühllos!», schrieb Goethe. «Ein leicht bewegtes Herz ist ein elend Gut auf der wankenden Erde.» Diese Rechnung geht nicht auf, wer sein Herz nicht bewegen lässt, der verliert die Liebe. Das sieht man an den Augen der Paare, die ihre Gefühle abgestellt haben. Mit ihren toten Augen und kalten Herzen schlurfen sie wie Zombies durch die Welt, sie haben sich nichts zu sagen, oder sie herrschen sich nur an. Diese Augen gruseln einen. Augen sind die Fenster der Seele, heißt es. Ohne Seele keine Liebe. Wenn ich Petra und Wolfgang in die Augen schaue, kann ich tief nach innen blicken.

Anders als naiv und beseelt hätten Petra und Wolfgang vielleicht auch gar nicht geschafft, was sie geschafft haben, genauer: Petra hat es geschafft. Drei Jahre Auszeit von der Liebe, weil Wolfgang an einer schweren Depression erkrankte, einer Gemütskrankheit, die zum Tode drängt, keine schlechte Laune, keine tiefe Verstimmung, keine melancholische Schwermut, nichts Alltägliches, nichts Poetisches. Nur nacktes Nichts.

Wolfgang wurde gepackt von diesem hässlichen Nichts, in ein schwarzes Loch gezogen, alles egal, Leben egal, Liebe egal, Petra egal. Wolfgang mutierte selbst zu einem Nichts. Er war ein Nichts in Person und damit keine Person mehr, kein Wolfgang mehr. Er sagt heute von sich: «Ich weiß nicht, wer ich in der Zeit war. Das Letzte, an das ich mich erinnere, ist, dass ich die Welt immer schrecklicher fand. Ich hatte ein Auto gekauft und bereute den Kauf. Dieses blöde Auto war für mich eine Sache auf Leben und Tod, daran machte ich fest, dass die Welt verkehrt ist. Es drehte sich in meinem Kopf, das Auto, das Auto, das Auto. Und irgendwann wachte ich morgens auf und dachte nur noch: Ich kann nicht mehr, ich will nicht mehr.» Wolfgang blieb liegen. Das war 2012, und bis April 2015 ist er nicht mehr aufgestanden. Krankheiten, auch schwere, waren Petra und Wolfgang nicht fremd. Jahre vorher schon war Prostatakrebs bei Wolfgang diagnostiziert worden, später Brustkrebs bei Petra. «Wir sind gemeinsam durch diese Zeit gegangen, wir haben uns gegenseitig gestützt, im Rückblick war das fast leicht. Wir wollten beide unbedingt gesund werden und haben dafür gekämpft. Das war viel weniger grausam als Wolfgangs Depression, als dieser ausdrückliche Wille gegen die Gesundheit, gegen das Leben und damit gegen die Liebe.»

Und jetzt winkt er wieder, der Wolfgang. Wie geht das? Was passiert mit der Liebe, wenn einer der Liebenden nicht mehr der ist, der er war, wenn die Seele krank ist? Petra und Wolfgang erzählen mir das im Alten- und Pflegeheim Wiesensee. Hier war unser Treffpunkt, ich habe vor dem

Eingang auf die beiden gewartet, obwohl sie um die Ecke in ihrem Reihenhaus wohnen. Wolfgang bestand auf einem Hausbesuch im Heim, in seinem ehemaligen Zuhause, von dem jeder dachte, dass es sein letztes sein würde, dass er dort endgültig eingehen würde wie eine Primel. Petra, die Kinder, Freunde, Nachbarn, keiner hätte mehr einen Pfifferling für Wolfgangs Leben gegeben, Wolfgang selbst im Nachhinein auch nicht. «So ein Heim verlässt man mit den Füßen voran», sagt er.

Ich habe das gegoogelt: «aus dem Pflegeheim wieder nach Hause». Es ging mir nicht um die Fälle, in denen ein Mensch nach einer Phase der Kurzzeitpflege in seine eigenen vier Wände zurückgekehrt ist, sondern um jene, bei denen quasi in Stein gemeißelt ist: Es gibt keinen Weg zurück, das Heim ist ab jetzt und bis zum Tod die Heimat, die letzte Heimat. Einen einzigen signifikanten Eintrag habe ich dazu im Netz gefunden, eine über 90 Jahre alte Holländerin wurde nach einem halben Jahr im Heim auf eigenen Wunsch nach Hause entlassen. Sie wurde in der Presse wie ein Weltwunder gefeiert. Wolfgang ist auch so ein Wunder.

Es war seine Idee, dass wir uns in Wiesensee treffen und dort gemeinsam zu Mittag essen. Seit seiner Entlassung sind Petra und er dort regelmäßig zu Gast. Es schmeckt Wolfgang hier. Petras Küche schmeckt ihm zwar besser, doch so muss sie nicht mehr jeden Tag an den Herd. Wolfgang genießt es, dass es ihm schmeckt, er lässt sich jedes Gericht auf der Zunge zergehen. Das ist keine Selbstverständlichkeit, denn damit fing 2012 alles an. Wolfgang mochte nicht mehr essen – er, der es immer geliebt hatte zu essen, er, für den Petras Speisen ein Genuss gewesen waren, er, zu dessen täglichen Beziehungsritualen es gehört hatte, am Tisch zu sitzen und das Gemüse zu schnippeln oder die Kartoffeln zu schälen, projizierte seinen Lebenshass auf Nahrung. Nahrung war sein erster Feind, und er magerte bei einer Größe von 1,86 Meter auf 50 Kilo ab. Der zweite Feind war die Sprache, er sagte nicht mehr viel, verfiel ins Schweigen, aber eines sagte er immer wieder: «Essen, Essen, immer dieses Essen, widerlich. Ich könnte kotzen, wenn ich nur an Essen denke.» Vorher hätte Wolfgang solche Worte nicht ausgesprochen, er hätte nie «kotzen» gesagt, er hätte hübsch formuliert: «Essen hält Leib und Seele zusammen.» Und: «Liebe geht durch den Magen.» Oder: «Sorge dich nicht, lebe, liebe!»

«Wolfgang war ein Sprücheklopfer, ein bisschen oberlehrerhaft manchmal, aber ich fand das herrlich», sagt Petra. «Wenn er irgendwo etwas Kluges über die Liebe gelesen hatte, musste er es unters Volk bringen. Mit missionarischem Eifer las Wolfgang es jedem vor, auch jenen, die es nicht hören wollten, vom ersten Satz bis zum letzten. Manch einer hat dabei die Augen verdreht, ich konnte davon nicht genug kriegen. Wolfgang ist ein Idealist und will seine Ideale verbreiten, das macht ja keiner, der nicht an Weisheit glaubt.»

Wolfgang hatte einen Strauß an Parolen in petto, was sein Verständnis vom Leben und der Liebe angeht. «Liebe ist», das wollte er stets aufs Neue erklären, er wollte es veranschaulichen, wie es in diesen kleinen Pärchen-Cartoons geschieht, die unter der Überschrift «Liebe ist» die verschiedensten Szenen zeigen. Liebe ist für Wolfgang: alles, was mit Essen zu tun hat, gemeinsam Rezepte studieren, Pilze sammeln, Beeren pflücken, Marmelade einkochen, über Märkte schlendern. Liebe ist auch zusammen wandern, tanzen, sich gegenseitig vorlesen, mit den Enkeln spielen, singen, küssen, sich drücken, schmusen. Und Sex? «Weniger wichtig», sagt Wolfgang. «Wenn, dann als körperliches Symbol für all das Seelische, was in einem vorgeht, und das kann man auch in einer Umarmung oder beim Tanzen ausdrücken.»

Was auch für Wolfgangs Konzept von Liebe steht: Selbstliebe, und das in Form von zelebrierter Selbstfürsorge. Wie aus dem Bilderbuch. Manche treiben Sport, weil sie wissen, dass das gesund ist, also zwingen sie sich eben dazu. Wolfgang hat sich nie zu etwas zwingen müssen, er war Hedonist und Gesundheitsapostel in einem, eine seltene Spezies. Er fuhr mit dem Rad Hunderte von Kilometern in der Woche, weil es gesund ist – und weil es ihm Freude macht. Er spielte Tennis, er bestritt mehrere Triathlons, er ging kegeln, er machte Yoga, er meditierte, alles, weil es gesund ist – und weil es ihm Freude macht.

Petra sagt: «Das sind doch phantastische Voraussetzungen, um bis ins hohe Alter gesund zu bleiben. Ich dachte, mit Wolfgang werde ich fröhlich und gesund alt. Da funkt uns keiner mehr dazwischen.» Wie würde sie die Art von Liebe beschreiben, die sie mit Wolfgang gelebt hat? «Eine genießende Liebe war das, eine Liebe, die sich darin gezeigt hat, zusammen schöne Dinge zu tun, den anderen seine Liebe spüren zu lassen und sie täglich bewusst zu erleben.»

Und trotzdem ist Wolfgang krank geworden. Das Leben folgt eben keiner Wenn-dann-Logik, die Liebe erst recht nicht. Es gibt viele Beispiele. Fürs Leben: Kettenraucher, die steinalt werden, exzessive Trinker, die pumperlgesund sind, Übergewichtige mit exzellenten Blutwerten. Für die Liebe: attraktive und gutmütige Menschen, die immer an die Falschen geraten, treue Menschen, die ständig betrogen werden. Oft gibt es keine Gründe dafür, auch nicht in der Lebensgeschichte eines Menschen, manchmal sind Dinge, wie sie sind. Da hilft nur das, was die Psychologen radikale Akzeptanz nennen.

Pech haben, das wird heute gern wegradiert, vor allem viel Pech. Krise darf sein, aber nur wenn dann ein Phönix aus der Asche aufsteigt. Wer spricht heute noch von Tragik, wie sie in den antiken Dramen vorkommt, wo man nichts machen kann gegen das Schicksal? Menschen möchten heute, dass alles machbar ist. Und was nicht machbar ist, wird machbar gemacht. Deshalb gibt es Unmengen von Ratgeber-Büchern und Ratgeber-Menschen, wir sind eine Berater-Gesellschaft, fast würde ich polemisch sagen: Früher hieß es, wer nichts wird, wird Wirt, heute gilt, wer nichts wird, der wird Berater. Berater suggerieren, dass man alles in den Griff bekommen kann. Wer trotzdem verliert, muss denken, er sei selbst schuld und sein Los sei frei gewählt – das ist das Konzept der Esoteriker, sie nennen es Verantwortung, man ist freiwillig unglücklich. Für mich ist diese Weltsicht der Ausdruck von Unmenschlichkeit. Ich würde lieber trösten als beraten, die gute alte Seelsorge sollte wieder hervorgekramt werden, sie setzt den Menschen ins rechte Verhältnis zum Sein, das macht ihn frei, das richtet den Blick auf.

Hätte Petra die falschen Berater gehabt, hätte sie überhaupt einen Berater gehabt und sich auf diese betrügerische Gewinner-Euphorie eingelassen, hätte sie es wohl nicht geschafft, Wolfgangs Krankheit zu überstehen. Ihre Strategie war stoische Akzeptanz des Gegebenen: Demut und Anpassung. Das hat ihr die Kraft verliehen zu ertragen, dass ihr glücklicher Mann, mit dem sie in paradiesischen Umständen gelebt hatte, plötzlich das Glück hasste.

Verliebt hatte sie sich in den lebensbejahenden Glückssucher Wolfgang, eine Wohltat nach ihrer Scheidung. «In meiner ersten Ehe war ich mit einem kalten und lieblosen Mann zusammen, ich fühlte mich nicht geliebt, er hörte mir nicht zu, ich hatte nicht das Gefühl, dass er überhaupt lieben kann. Das war ein Albtraum für mich, ich bin fast vor die Hunde gegangen. Ich habe früh geheiratet, weil mein Sohn unterwegs war, kurz darauf kam meine Tochter zur Welt. Mit Anfang 40 hatte ich schon große Kinder. Ich habe mich aus dieser Ehe gelöst und das als Befreiung erlebt, fühlte mich aber gleichzeitig verloren. Ich war einsam und resigniert. Ich konnte mir nicht vorstellen, dass es das, wonach ich mich sehnte, gab.»

Wolfgang ging es ähnlich. Seine erste Ehe war ebenfalls gescheitert, auch er war früh Vater geworden. Nach der Scheidung hatte er eine Affäre nach der anderen, eher ein hilfloses Stolpern durch falsche Bekanntschaften als echte Erfüllung. So fanden sich Petra und Wolfgang in einem

Leben wieder, das ihnen nicht gefiel, wobei Wolfgang eben nicht stillstand, er bewegte sich, innerlich und äußerlich. Wolfgang versuchte es mit Kontaktanzeigen, Petra versuchte nichts. Sie glaubte nicht daran, dass man die Liebe suchen kann.

Was ist Liebe? Der Sinn des Lebens? Wolfgangs Antwort ist eindeutig: «Auf alle Fälle, was sonst? Lebensfreude teilen, sich nahe sein, für einander einstehen.» Petra nickt eifrig. Die passen zusammen, staune ich immer wieder.

Ich bin nicht die Erste, der das ins Auge fällt. Eine gemeinsame Bekannte von Petra und Wolfgang verkuppelte die zwei, sie rief beide an und sagte: «Riesenchance, es sitzt jemand 30 Kilometer von dir entfernt, der könnte etwas für dich sein.» Sie beschrieb Wolfgang Petra und umgekehrt. «Ich dachte, das haut vielleicht hin», sagt Wolfgang. Es war Liebe auf den ersten Blick.

Jeder Mensch, der die Liebe auf den ersten Blick erlebt hat, fühlt sich, als sei das eine Weltpremiere, das muss eine Erfahrung sein, die noch nie jemand gemacht hat, so außergewöhnlich und gewaltig sind die Empfindungen. Und doch erzählt jeder, dem die Liebe auf diese Weise widerfahren ist, haargenau die gleiche Geschichte: «Das ging Knall auf Fall, das war einfach Schicksal, mystisch. Da hatte eine höhere Macht ihre Hände im Spiel. Unser ganzes Leben ist auf diesen Punkt der Begegnung zugesteuert. Als ich sie (oder ihn) sah, dachte ich, wir kennen uns aus einem anderen Leben. Wir verstanden uns ohne Worte, ich spürte, wir sind seelenverwandt. Ich wusste sofort, wir werden miteinander alt.» Das ist wie mit dem berühmten ersten Satz aus «Anna Karenina»: «Alle glücklichen Familien gleichen einander ...» So gleichen sich auch die Geschichten aller Paare, die sich auf den ersten Blick ineinander verliebt haben.

Wolfgang erinnert sich noch genau an den Tag, als er Petra das erste Mal sah, es war der 17. April 1984. «Mir ist sofort ihr Nacken aufgefallen, ich fand ihn elegant, wie bei einer Tänzerin, alles war lieblich und fein, ihr Aussehen, ihre Art. Sie war schüchtern wie ein Teenager, ich war es auch.» – «Aber du bist nicht knallrot geworden wie ich», lacht Petra. Die beiden sind erst essen und später tanzen gegangen, bis morgens um drei Uhr haben sie getanzt, dann hat Petra gefragt: «Wie geht es weiter?» Und Wolfgang hat geantwortet: «Es geht weiter.»

Liebe ist ein Ereignis, aus dem eine Geschichte werden kann oder ein Geschick, sagt Hannah Arendt, und manchmal macht das Leben exakt das, was Philosophen von ihm erwarten. Wem die Liebe als Geschick begegnet, der erinnert sich noch Jahrzehnte später an diesen Moment, an den Gründungsmythos der Liebe. Er belebt die Liebe, Liebende erzählen sich ihre Kennenlerngeschichte immer wieder gern, erzählen sie auch anderen: Weißt du noch, wie wir uns kennengelernt haben, weißt du noch? Ein Marker für die Liebe. Als es Petra schlecht ging, hat sie sich die Geschichte allein erzählt, das hat sie aufrecht gehalten.

Wie ging es weiter? Schön ging es weiter, die ersten zehn Jahre mussten Petra und Wolfgang noch arbeiten, Petra als Buchhändlerin, Wolfgang als Lehrer, dann sind beide in den

Ruhestand gegangen – ein Privileg, Zeit zu haben für die Liebe. «Wir waren Mitte 50, wir fühlten uns jung und stark, wir haben gelebt wie im Schlaraffenland. Wir hatten materiell ausgesorgt, wir waren gesund, es gab nie Streit, immer Harmonie, Reisen, Natur, Kultur, Liebe, Essen. Ich bin morgens aufgewacht, und mir fiel jeden Tag ein neues Kosewort für Petra ein, Prinz, Mädchen, Pummel, Puppe, Hasenmolch. Ich hätte ewig so weitermachen können.»

«Als ich ein junges Mädchen war, habe ich in mein Tagebuch geschrieben: Glück ist, wenn alles einmal so ist, wie ich es mir vorgestellt habe», erzählt Petra. «Genau so sollte Liebe für mich sein, so überschwänglich. Ich habe nur einen einzigen Kosenamen für Wolfgang, ich nenne ihn Schatzerl, aber da steckt alles drin, er ist der Schatz meines Lebens.»

Man muss sich das vergegenwärtigen, diese Fülle, dieses Wunschleben, und plötzlich ist alles weg, erst der Appetit auf Nahrung, im gleichen Zug der Appetit auf Leben und Liebe.

Heute liebt Wolfgang das Essen wieder, es gibt Gulasch im Alten- und Pflegeheim, eine seiner Leibspeisen. Wir befinden uns im Speisesaal, der aussieht wie all die anderen dieser Säle. Viele alte Menschen hocken an ihren Tischen, keine Gespräche, kein Lachen, die meisten dämmern vor sich hin. Es ist immer und ausschließlich traurig an solch einem Ort, das ist die Wahrheit, alles andere eine Verschleierung. Es gibt selten wirkliche Freude in einem Heim, egal, wie engagiert die Pfleger sind, wie gemütlich die Einrichtung, wie lecker das Essen. Eine Endstation bleibt eine Endstation, das ist nicht das Schlimme, auch der Tod ist nicht das Schlimme. Doch die Endstation sollte in unserem Leben platziert sein wie Gott in der Kirche, der Tod sollte sich zu Hause ereignen und nicht in der Fremde. In unserem Wohnzimmer oder in unserem Schlafzimmer. Vielleicht ist die einzige Rettung im Altenheim, sich zu verlieben wie Fiona in der Kurzgeschichte «Der Bär kletterte über den Berg» von Alice Munro. Sie leidet unter Demenz, lebt im Heim, blüht dort auf, weil sie sich verliebt. So etwas kann passieren, aber es ist die Ausnahme.

Geht es nicht anders? Müssen Menschen ins Heim gebracht werden? Es zieht ja fast niemand aus eigenen Stücken dort ein. Warum hat die liebe Petra, die keiner Fliege etwas zuleide tun kann, ihren Schatz Wolfgang an diesen Ort gebracht?

«Manchmal geht es nicht anders», sagt Petra, «und bei mir ging es nicht mehr anders.»

Wie war das zu Hause mit Wolfgang, der nicht mehr Wolfgang war? Es fing damit an, dass er ständig am Essen mäkelte, es roch komisch, es sah komisch aus, es schmeckte komisch, er argwöhnte, es sei verdorben. Nach ein oder zwei Bissen schob er den Teller von sich, erzählt Petra, sie habe zunächst gedacht, es sei etwas Körperliches, überhaupt hatte Wolfgang zu der Zeit viele Wehwehchen, Schwindel, Kopfschmerzen. «Das kannte ich nicht von ihm, aber gut, das Alter. Irgendwann kommen die Zipperlein. Ich habe ihn gedrängt, eine Magenspiegelung machen zu lassen, kein Ergebnis. Das wird schon wieder, dachte ich. Ich habe täglich

Wolfgangs Lieblingsgerichte gekocht und sogar versucht, ihn zu füttern. Für Wolfgang da zu sein, mich um ihn zu kümmern, wenn er krank war, das war nicht neu für mich, das kannte ich aus der Zeit, als er Krebs hatte. Für mich ist Liebe kümmern, Fürsorge, ich finde es nicht ungewöhnlich, jemanden zu pflegen, man vergibt sich nichts dabei. Pflegen, das ist ein Ausdruck von Liebe, das kommt mir heutzutage zu kurz, viele wollen vor allem auf ihre Kosten kommen.»

Wolfgangs Vitalität schwand immer mehr. Er hatte stets akribisch Buch über seine Radtouren geführt, es gibt einen letzten Eintrag von März 2012, danach leere Seiten. Keine Radtouren mehr, kein Triathlon, kein Kegeln, kein Tennis, kein Tanzen, keine Freunde, sich nicht mehr anziehen, sich nicht mehr waschen und kämmen und rasieren. Und nicht zum Arzt gehen wollen. Gab es noch einen Funken Liebe in seinem Herzen, in seinem Kopf? «Die Liebe war sicher da, doch ich habe sie nicht gefühlt», sagt Petra. Keine Zeichen der Liebe mehr. Sie ließ den Arzt nach Hause kommen, Diagnose: Altersdepression, eine tückische Erkrankung, neben Demenz die häufigste psychische Erkrankung im Alter, mit einer deutlich höheren Suizidgefahr als in jungen Jahren.

«Einmal habe ich versucht, mich selbst mit einem Schal zu erdrosseln», erzählt Wolfgang. «Mir blieb die Luft weg, aber natürlich habe ich das nicht geschafft bis zum Ende. Ich war müde, ich war zu müde zum Sterben. Ich war ein Nichts. Eine traurige Gestalt, die nichts mehr gebacken kriegt.» Ich stelle mir vor, wie Wolfgang in seinem Bett liegt,

Petra wischt vielleicht gerade Staub, und Wolfgang zieht an diesem Schal. Wie unendlich traurig.

«Ach, Schatzerl», sagt Petra und streichelt seine Wange. Was hat sie für ihren Schatz empfunden, als er ein Wrack war? «Ich musste mich oft zur Liebe zwingen, ich habe ja quasi in ein Nichts hineingeliebt, ich kam mir abgewiesen vor, ich hatte richtig Liebeskummer. Mein Mann ist krank, und ich habe Liebeskummer. Aus der genießenden Liebe wurde eine Übung in Liebe. Ich habe mir gesagt: Na und, du liebst ihn trotzdem, denk an Philine aus Goethes ‹Wilhelm Meister›. Aus dem Roman hat mir Wolfgang früher oft vorgelesen. Philine liebt jemanden, der ihre Gefühle nicht erwidert, und trotzt dagegen: ‹Wenn ich Dich liebe, was geht's Dich an!› So habe ich in den Stunden der Zuversicht gedacht, gefühlt, diese Stunden waren nicht selten. Ich kann gut annehmen, akzeptieren, ich bin kein Rebell, das bringt nichts, ich komme weiter, wenn ich mich voll in eine Situation reinbegebe. Wir haben die Rollen getauscht, ich war jetzt die Vorleserin, ich habe Wolfgang aus der Zeitung vorgelesen, mit ihm gescherzt, ihn umarmt. Ich war munter, während er dalag wie ein nasser Sack, der nicht mehr aussah wie Wolfgang, der nicht mehr roch wie Wolfgang, der mich nicht mehr an meinen Mann erinnerte, eine Hülle war er. Wenn ich ihn zum Duschen animieren wollte, wurde er böse. Er wuchs zu, rasierte sich nicht mehr, sein Bart bedeckte fast sein ganzes Gesicht. Wenn ich nicht gewusst hätte, dass das Wolfgang ist, hätte ich ihn vielleicht gar nicht mehr erkannt. Er konnte mir nicht mehr in die

Augen schauen, er starrte auf den Boden oder zur Seite. Ich habe ihn manchmal geschüttelt: Steh auf, Wolfgang, steh auf, sieh mich an! Ich weiß, dass es immer noch Menschen gibt, die seelische Krankheiten nicht ernst nehmen, ich schon, ich habe viel Verständnis dafür und bin überzeugt, dass nur jemand, der empfindsam ist, eine seelische Krankheit bekommen kann. Ein Klotz von einem Menschen kann sich besser schützen. Und ich liebte es, dass Wolfgang kein Klotz war. Doch jetzt in diesem Zustand war er irgendwie einer, ein Klotz. Ich konnte damit nicht immer umgehen, ich konnte mich nicht durchgehend damit beruhigen, mir zu sagen: Dein Mann ist krank. Er kann nichts dafür, wie er ist. Wer fragt nach mir, fragt, wie es mir dabei geht? Es macht einen Unterschied, ob ich aus der Distanz mit einem schwer depressiven Menschen zu tun habe oder ob ich mit ihm lebe, täglich von früh bis spät an seiner Seite bin, mit ihm in einem Bett schlafe. Ich habe mich dafür geschämt, dass ich manchmal dachte: Wolfgang war physisch topfit, er hatte alles, was man sich wünschen kann, er hatte mich, er hat mich. Er tritt alles, was war und ist, mit Füßen. Es gab eine Stimme in mir, die das wirklich gesagt hat: Wolfgang tritt alles mit Füßen. Wer in seinem Alter noch 600 km in der Woche Fahrrad fahren kann, der kann sich doch auch waschen, der kann essen, der kann mich küssen und zu mir Hasenmolch sagen. In solchen Momenten der Wut habe ich sein Gesicht in die Hände genommen und ihm in die Augen geschaut. Da war er. Da sah ich ihn. Da erkannte ich meinen Mann, war wieder bei ihm. Da hatte ich wieder Glaube,

Liebe, Hoffnung. Bis zum nächsten Tag, ich habe mich von Tag zu Tag gerettet. Und ich habe mich auch um mich selbst gekümmert, habe meine Kinder besucht, bin zur Gymnastik gegangen, ich brauchte Abwechslung und Ablenkung. Das hättest du auch so gemacht, Schatzerl, nicht wahr?» Wolfgang stimmt zu und sagt einen seiner «Liebe ist»-Sätze: «Wer zu sich selbst nicht lieb ist, kann auch nicht zu anderen lieb sein.»

Was bedeutet es, lieb zu jemandem zu sein, der in einer Verfassung ist, wie Wolfgang es war? Ihm seinen Willen lassen, keine Tabletten zu nehmen, nicht in eine psychiatrische Klinik zu gehen, alles nicht zu tun, nicht, nicht, nicht? Eine der ganz großen Fragen der Liebe: Kann es Liebe sein, den Willen des anderen zu berücksichtigen, wenn der Wille verrückt ist und das Schöne, Wahre und Gute verneint?

«Eines Tages habe ich zu Wolfgang gesagt: Du verhungerst mir hier, deine Kinder würden mir das nie verzeihen, ich würde es nicht überleben, wir bringen dich ins Krankenhaus.» Vom Krankenhaus kommt Wolfgang direkt in die Psychiatrie. Er kriegt Tabletten, nichts passiert, er liegt und liegt, isst kaum etwas, jede Dusche eine Tortur, und für Petra immer wieder die Frage nach Wolfgangs Freiheit. Wer die Liebe ernst nimmt, nimmt die Freiheit sehr ernst: die Freiheit des anderen.

«Einmal habe ich einem Pfleger erlaubt, dass er Wolfgang unter die Dusche stellt. Mit Gewalt, mit sanfter Gewalt, der Pfleger war ein kräftiger Mann und Wolfgang ein spindeldürres Männchen. Das Waschen hat Wolfgang weh getan, der Pfleger war vorsichtig, doch die Haut war schon mit Schmutz verkrustet. Wolfgang hat beim Duschen geweint. Es war für mich eine solche Überwindung, etwas gegen seinen Willen zu tun, dass ich auch geweint habe und dachte, wer so weit weg ist von mir, der kann nicht wiederkommen. Ich nehme ihn mit nach Hause, das ist das Einzige, was ich noch für ihn tun kann.» Doch das kann Petra eben nicht, nicht mehr, und das ist vielleicht ein Segen. Wolfgang kommt nach Hause, sie spürt, dass sie es nicht mehr aushält mit ihm. Kapitulation. Wiesensee. Ein noch vor nicht allzu langer Zeit kerngesunder Mann in seinen besten Jahren zieht ins Altenheim.

Im Heim bekommt er andere Medikamente, vielleicht wirken sie, vielleicht waren die ersten Pillen nicht die richtigen für ihn, vielleicht stimmt auch, was Wolfgang später, als es mit ihm bergauf geht, im Beisein von Petra und auf sie zeigend zu einem Arzt sagt: «Ich brauche keine Pillen, ich brauche sie.» Jedenfalls geht es ihm überraschenderweise besser und besser. Plötzlich ist da der Gedanke: Ich stehe wieder auf. Und dann: Erst mal essen! Wolfgang schleppt sich in den Speisesaal und isst.

Am 17. April 2015 wird Wolfgang aus Wiesensee entlassen. «Es ist ein Zeichen, dass es der 17. April war, das gleiche Datum wie der Tag, an dem wir uns kennenlernten», sagt Wolfgang. Liebende und Zeichen, Liebende sehen überall Zeichen und verknüpfen damit Vergangenheit, Gegenwart und Zukunft – ein Band, an dem man sich in schweren Zeiten entlanghangeln kann.

Letzte Frage: «Was ist aus eurer Liebe geworden, wie würdet ihr sie heute beschreiben?» Die Antwort ist einstimmig: «Die Liebe ist größer. Wir haben vor nichts mehr Angst. Wir haben unsere alte Liebe wieder, die genießende, und es ist ein neues Element dazugekommen, eine Art von dienender Liebe, wir würden immer alles für einandertun.»

Es ist spät geworden, wir drei waren so in diese Liebesgeschichte versunken, dass wir uns richtig verquatscht haben. In Wiesensee wird längst das Abendbrot vorbereitet. Eine Altenpflegerin kommt an uns vorbei, sie kennt Wolfgang aus seiner Heimzeit und fragt erstaunt, ob Petra und er heute Abend hier essen.

«Nein, wir essen zu Hause», sagt Wolfgang entschieden und steht auf.

Ich denke an eines meiner Lieblingsbücher über die Liebe, «Lob der Liebe» des französischen Philosophen Alain Badiou. Liebe ist eine Bühne der Zwei, schreibt er. Was heißt das? Liebe geschieht wie in einem Theaterstück, man geht allein auf die Bühne und behält sein Sosein im Miteinander. Das ist Badiou wichtig, er weist das Konzept der Verschmelzung als Form höchster Liebe zurück. Die Bühne zelebriert den Unterschied. Gerade das Aushalten des Unterschiedes macht für ihn die Liebe aus, das Aushalten und das Zusammenhalten.

Ja, das hat Petra getan, sie hat den Unterschied ausgehalten und mit dem unsichtbar gewordenen Wolfgang auf der Bühne ausgeharrt, seinen Part drei Jahre lang mit übernommen, seine Liebe souffliert, eine einsame Szene, vom Lustspiel zur Tragödie und wieder zurück. Petra, die so gut zu Wolfgang passt, hat den schmerzlichen Unterschied zu ihm ertragen, den seine Krankheit gesetzt hat, und damit für ihre Bühne inszeniert, was Badiou allgemein für die Liebe ausruft: «Ich werde aus dem, was ein Zufall war, etwas anderes machen. Ich werde daraus eine Dauer, eine Hartnäckigkeit, eine Verpflichtung, eine Treue machen.»

Wir verabschieden uns, Wolfgang und Petra verlassen Hand in Hand den Speisesaal. Die Altenpflegerin sagt: «Die gehen immer Hand in Hand.» Ich folge den beiden und sehe sie die Straße entlanglaufen, zwei Menschlein am Horizont, Petra und Wolfgang. Ein schönes Paar, eine schöne Szene. Wolfgang dreht sich um und winkt.

LIEBESDIENSTE

«Er schläft jetzt», sagt Nina leise und schließt behutsam die Tür zum Wohnzimmer, in dem ich auf sie gewartet habe, während sie ihren Mann Arthur bettfertig gemacht hat. Nina und Arthur sind nicht verheiratet, Nina spricht trotzdem von ihm als ihrem Mann. «Bettfertig», diese Formulierung hat sie nicht gebraucht, mir ist der Ausdruck eingefallen, so habe ich mit meinen Kindern gesprochen, wenn ich sie ins Bett gebracht habe: «Hopphopp, ab in die Heia, Gesicht und Hände waschen, Zähnchen putzen, gleich kommt der Sandmann.»

«Bettfertig machen», ist das korrekt, politisch korrekt, darf man das sagen, wenn es sich um einen Erwachsenen handelt? Wie lautet der passende Ausdruck, einer, der von Respekt zeugt, wenn eine Frau ihrem Partner – einst ein Mann wie ein Baum, 1,93 Meter groß und durchtrainiert, ein Adonis – beim Ausziehen hilft wie einem Dreijährigen, ihn mit einer medizinischen Waschlotion einseift, weil seine Haut hyperempfindlich geworden ist, wohl wissend, dass er immer viel Wert auf ein spezielles Duschgel aus der Parfümerie gelegt hat, keins, das nach 08/15 riecht, sondern edel und individuell und zugleich unverkennbar nach Mann, herb und frisch. Wie nennt man es, wenn man ihn wäscht, in dieser Reihenfolge, Gesicht, Ohren, Ohrmuscheln, Hals, Achselhöhlen, Arme und Hände, danach Brust und Bauch, den Bauchnabel nicht vergessen, alles ganz vorsichtig, Rücken, Beine, Füße, Zehen, dann den Intimbereich, Penis, Po, wenn man den Mann schließlich sanft abtrocknet, Finger- und Zehenzwischenräume beachten, hier besonders gründlich abtrocknen, sonst droht Intertrigogefahr, Wundsein, das hat Nina in einem Buch über Pflege gelesen. Sie beherzigt jede Anweisung, es soll Arthur an nichts mangeln, er soll in jeder Hinsicht gepflegt werden, gepflegt sein. Dann kämmt sie ihm die Haare, fragt ihn zum dritten Mal, ob er nicht eine Kleinigkeit essen möchte, er freut sich über das Angebot, wehrt dennoch ab: «Ich danke dir, vielen Dank, das ist lieb, ich habe keinen Appetit.» Es geht ihm heute schlechter als in den letzten Tagen, er zeigt es nicht. Arthur macht es Nina leicht, er ist ein unkomplizierter Patient, keine Launen.

Ein Ritual wie bei einem Kind, nichts geht mehr von allein, Arthur kann kaum noch auf seinen eigenen Beinen stehen, so abgemagert und geschwächt ist er. Er hat Bauchspeicheldrüsenkrebs, Endstadium, seine Lebenserwartung: vielleicht noch ein paar Monate. Ein Symptom des Krebses ist ein quälender Juckreiz, deshalb ist seine Haut extrem sensibel, wie Nina mir erklärt.

Wie nennt man nun also das, was Nina mit Arthur

macht? Man könnte es «Pflege» nennen, «Grundpflege» würden Profis sagen, Nina sagt: «Liebesdienste».

Während Nina Arthur versorgt hat – das tut sie seit einem halben Jahr jeden Abend und jeden Morgen, jeden Tag –, hat die Palliativ-Pflegerin eine neue Morphinkassette eingelegt. Sie kommt eigens zu diesem Zweck, nur sie darf das, damit Nina oder Arthur nicht auf die Idee kommen, die Menge des Opiats zu beeinflussen.

Diesen ganzen abendlichen Ablauf hat mir Nina schon geschildert, als sie mich am späten Nachmittag in ihrer großzügigen und geschmackvollen Altbauwohnung empfing und mich bat, sie später für eine gute Stunde zu entschuldigen, damit sie sich um Arthur kümmern könne. Während wir Kaffee tranken und selbstgebackenen Kuchen aßen, Arthurs Lieblingskuchen, von dem er leider kaum mehr etwas essen kann, dachte ich: Es gibt bestimmt Dinge, die zum Abendprogramm gehören und die sie dir verschweigt. Ihre Gedanken, wenn sie ihn duscht – sie betrachtet seinen Körper, sie findet ihn begehrenswert, sie wäscht seine Füße mit Hingabe, sicher hat er schöne Füße, schmal und feingliedrig, nicht zu klein. Männerfüße. Sie hält sie in ihren Händen. Nina wird Arthur küssen, zarte Küsse, sein Gesicht in die Hand nehmen, ein Kuss auf die Stirn, diese ganz besondere Geste der Zärtlichkeit, eine Liebkosung, sie wird seine eingefallenen Wangen streicheln, sie wird ihm sagen, dass sie ihn liebt, vielleicht legt sie sich einen Moment neben ihn, Haut an Haut, all das nicht wie mit einem Kind, sondern wie mit einem Geliebten. Als ich Nina beim Kennenlernen fragte, wie sie ihre Beziehung zu Arthur erlebt hat und erlebt, kam sofort: «Er ist die Liebe meines Lebens, geistig, seelisch und körperlich, ich habe ihn immer schön gefunden und begehrt. Daran hat sich nichts geändert, selbst wenn wir keine intime Beziehung mehr haben können.»

Das ist ein ostentatives Bekenntnis. Meine Erfahrung sagt mir, dass Nina niemand ist, der mit seiner Liebe plakativ umgeht, das wirkt unecht, das ist unecht, dafür hat sie ein Gespür. Es gibt diese Leute, die den Namen des geliebten Menschen in den Himmel schreiben lassen und im Fernsehen Heiratsanträge herausposaunen, meistens ist das viel Lärm um nichts und in meinen Augen keine Liebe. Liebe ist still, dezent, privat. Ich glaube, dass Nina mir gegenüber so vehement über ihre Gefühle spricht, weil ich ihr Sprachrohr sein soll, sie will vielleicht mit ihren Worten etwas beschwören. Die Welt soll wissen, als welches Privileg sie ihre Liebe auch noch in dieser schweren Zeit der todbringenden Krankheit begreift. Jede öffentliche Liebeserklärung – wie die mir gegenüber – ist ein Banner im Kampf mit dem Tod.

Ich habe nicht gewagt, zu fragen, ob Arthur bei unserem Gespräch dabei sein könne, ich hätte die beiden gern zusammen gesehen. Nina hat das von sich aus thematisiert, es sei in Ordnung für ihn, wenn ich mit ihr spreche, er selbst habe dafür keine Kraft.

Nina setzt sich zu mir aufs Sofa, auf dem Tisch liegt ihr aufgeklappter Laptop, auf dem Display sieht man ein Foto von den beiden. Nina bemerkt meinen Blick. «Das war vor einem Jahr, wir waren auf einer Hochzeit in Italien, Arthur war noch gesund», erzählt sie. Die sehen aus wie aus dem Katalog, schießt es mir durch den Kopf, ein großer attraktiver Mann, eine große attraktive Frau, beide dunkelhaarig, er hat den Arm um sie gelegt, er trägt einen Anzug, sie ein Sommerkleid. Keinem würde auffallen, dass Nina acht Jahre älter ist als Arthur, sie ist jetzt 59, er 51.

«Ich habe mich immer danach gesehnt, Arthur beim Schlafen zuzusehen», sagt Nina unvermittelt. «Das war ein kleiner Wunsch, ein kleiner Liebeswunsch im Vergleich zu den großen Liebeswünschen, die man als Liebende so haben kann: zusammenziehen, heiraten, eine Familie gründen. Wenn man einen Mann liebt, der bereits verheiratet ist und dem eine einzige Frau beim Schlafen zusieht, nämlich seine Ehefrau, wenn sie das denn überhaupt will – an so etwas denken wohl eher Geliebte –, dann hat man kleine Wünsche. Oder anders gesagt: Die großen Wünsche laufen vielleicht in einem kleinen zusammen und ballen sich dort und werden zu einem mächtigen Symbol. Zusammen mit Arthur in einem Bett schlafen und den Tag gemeinsam mit ihm beginnen, das war für mich der Inbegriff meiner Sehnsucht, da fing sie an, da hörte sie auf. Ich wollte wissen, was Arthur für einen Schlafanzug trägt, ob er überhaupt einen trägt, welche Zahnpasta er benutzt, wie er riecht, wenn er einschläft und aufwacht, ob er Geräusche macht beim Schlafen, wie er aussieht, wenn er einfach auf dem Rücken liegt und die Augen geschlossen hat oder auf der Seite oder auf dem Bauch, ich habe mir sämtliche Versionen ausgemalt. Meine Lieblingsphantasie: Ich stellte mir vor, ich liege schon im Bett, er kommt aus dem Bad, er hat ein Handtuch um die schmalen Hüften gewickelt, er legt sich neben mich. Er geht nicht mehr weg, bleibt. Im wirklichen Leben hat sich Arthur eine Zeitlang neben mich gelegt, aber er ist immer nach ein paar Stunden gegangen, er ist nie geblieben. Es gibt einen Film, ‹A man in love› mit Greta Scacchi und Peter Coyote, er spielt einen Regisseur, er ist verheiratet, sie ist Schauspielerin. Die beide haben am Set eine Affäre, mehr als das, sie lieben sich. Er kann und will sich nicht trennen. Seine Frau ist mit den Kindern verreist, der Regisseur und die Schauspielerin haben einmal die Gelegenheit, eine Nacht zusammen zu verbringen. Nachdem sie sich geliebt haben, schläft die Frau ein, er nimmt sich die Bettdecke, steigt aus dem Bett, hockt sich wie ein Indianer in eine Zimmerecke, legt sich die Decke um die Schultern und schaut ihr beim Schlafen zu, bis der Morgen graut, wie in Andacht. Als ich den Film sah, war ich Mitte 20, diese Szene, wie der Mann in der Ecke hockt, blieb in meinem Kopf, die Szene stand für mich für tiefe Liebe und Hingabe, sie hat mein Verständnis von Liebe geprägt. Über den geliebten Menschen entzückt sein, fast verwundert und dankbar, dass er möglich ist, dass die Natur oder Gott ihn geschaffen hat, ihn betrachten wie ein Kunstwerk, ihn verehren, das wollte ich von der Liebe. Das war etwas Großes, und ich wollte etwas Großes, ich konnte das von meiner Liebesfähigkeit her, das wusste ich. Ich war in der Liebe kein Mensch, der Maß hält, das war mir nach meinen ersten Verliebtheiten klar. Die jungen Männer, mit denen ich etwas hatte, haben weder Entzücken noch

Verwunderung oder Dankbarkeit oder gar Verehrung bei mir ausgelöst, auch mein erster Mann nicht. Das war eine andere Art von Liebe, eine gute, aber wenn man so will eine ganz irdische. Als ich mit Arthur zusammen war, fühlte ich einen heiligen Schauer, ich habe zum ersten Mal gedacht: Den kannst du verehren. Er hat es verdient.»

«Verehren», wer sagt so etwas heute noch? Das Wort gehört zu einer aussterbenden Gattung von Begriffen, die das Verhältnis eines Menschen zu einem anderen sehr genau bestimmen, genau wie Achtung, Begehren, Anbetung. Das sind starke Worte, bedeutungsschwanger, könnte man sagen, aber kaum einer bedient sich mehr an diesem aussagekräftigen Lexikon der Zuneigung. Vielleicht weil die Gefühle immer unbestimmter werden.

Nina hat das Wort nicht umsonst gewählt, sie ist Professorin für deutsche Literatur, sie wählt ihre Worte mit Bedacht.

«Das mutet seltsam an, wenn ich sage, dass ich Arthur verehre, nicht wahr?», fragt sie. «Ja, irgendwie unpassend und altmodisch», erwidere ich.

«Unsere Liebesgeschichte ist altmodisch», sagt Nina und lacht. «Total altmodisch. Arthur und ich sind altmodisch, und unsere Liebesgeschichte ist altmodisch, und wie ich ihn jetzt pflege, mit welchen Gefühlen, das ist womöglich auch altmodisch. Ich habe mir ein Urlaubssemester genommen, um für ihn da zu sein. Ich koste jede Minute mit ihm aus, so wie das alle Liebespaare tun, deren gemeinsame Zeit begrenzt ist. Ich erzähle Ihnen unsere Liebesgeschichte.

Arthur war verheiratet, als wir uns bei einer Lesung kennenlernten. Er hatte eine Frau und ein Kind, eine Tochter, zehn Jahre alt. Ich war damals frisch geschieden, mein Sohn war 14. Arthur und ich, wir saßen nebeneinander, es las ein Schriftsteller, den wir beide schätzen, und als die Lesung vorbei war, kamen wir ins Gespräch. Arthur war kein Regisseur, wie der feinsinnige Peter Coyote im Film, Arthur war Unternehmensberater. Er hätte allerdings Schauspieler sein können oder Dichter, er war unglaublich poetisch, seelenvoll, er war kreativ in seinem Sprachstil und zugleich gebildet und analysefähig, er hatte einen messerscharfen Verstand. Ich bin in meinem ganzen Leben keinem klügeren Mann begegnet, der noch dazu so schön war. Die Schönheit hat mich fast befremdet, sie war irgendwie absurd. Während ich Arthur zuhörte, dachte ich zwischendurch, das ist hier doch versteckte Kamera, gleich kommt einer und sagt, nehmen Sie bitte die Maske ab. Denn das ist selten und ungewöhnlich, dass ein Mensch, ob Frau oder Mann, schön und zugleich außerordentlich klug ist. Das war alles so viel, so groß, dass ich eben diese Verehrung empfand, die ich immer empfinden wollte. Ich schaute zu ihm auf. Das tat ich vom ersten Moment an, das tue ich noch heute. Jedes Mal, wenn ich Arthur wieder getroffen habe, dachte ich: Ich verehre dich. Ich tue das nicht, weil ich mein eigenes Licht unter den Scheffel stelle, ich bin Feministin. Ich habe mein ganzes Leben für die Gleichstellung der Geschlechter gekämpft, in meiner Kindheit mussten Jungs noch nicht beim Abtrocknen helfen, weil sie Jungs waren. Sie durften in der Zeit fernsehen. Ich hatte in der Schule Kochunterricht und die Klassenkameraden in der Zeit Werken, als wären die Mädchen für die Küche bestimmt und die Jungs für die Werkstatt. Das habe ich schon mit zehn Jahren boykottiert. Ich habe mich extra dumm angestellt, die Suppe versalzen, das Obst für das Dessert nicht gewaschen. Später habe ich mich in Frauengruppen engagiert. Ich war und bin eine Rebellin, die für die Rechte der Frau kämpft. Insofern mutet es vielleicht merkwürdig an, wenn ich davon spreche, dass ich einen Mann verehre. Es hört sich nach Unterordnung an. Es wird noch merkwürdiger: Ich finde, es ist ein Stück Emanzipation, man muss sich das als starke Frau trauen – zugeben, dass man einen Mann verehrt. Eine schwache Frau könnte es vielleicht gar nicht. Ich kenne viele vorgeblich aufgeklärte Frauen, die für sich in Anspruch nehmen möchten, dass der Mann sie überhöht, sie verehrt. Sie selbst würden das nicht tun, klassisches Rollenverständnis in der Liebe. Das habe ich einmal in einem Seminar aufgegriffen, es ging um den Minnesang, ich stellte zur Debatte, ob es denkbar wäre, dass eine Frau mit dem Vortrag von Gedichten und mit einer Leier in der Hand vor dem Fenster eines Ritters musikalisch um seine Gunst buhlt. ‹Herrin› nannten die Ritter die Dame ihrer Wahl. Ich bat die Studentinnen und Studenten, sich auszumalen, dass eine Dame ihren Herrn ansingt, das sorgte für Gelächter, sehr aufschlussreich. Damals wie heute ist das Verhältnis der Geschlechter in der Liebe schief, zu Ungunsten des Mannes. Das beklagte auch Esther Vilar in ihrem Buch ‹Der dressierte Mann›. Übrigens würde Arthur über mich ebenfalls sagen, dass er mich verehrt, wir nehmen uns da nichts. Er sagt oft: ‹Ich verneige mich vor dir.› Ja, wir sind beide altmodisch. Und Arthur ist genau wie ich Feminist. Er könnte sich gut vorstellen, in einem Matriarchat zu leben. Unser Liebesverhältnis basiert auf absoluter Gleichberechtigung. Wir sind auf Augenhöhe, wir treffen uns aber auf einer erhöhten Ebene, wir schauen uns beide an. Wissen Sie, was ich meine?»

Das war eine lange Rede, um die Wendung ‹Ich verehre ihn› zu erklären, aber durchaus eine notwendige Rede, das sind alles keine Selbstverständlichkeiten, Nina denkt unkonventionell über die Liebe, das gefällt mir. Ich versuche, die Liebe möglichst ohne Vorurteile zu betrachten und aus den unterschiedlichsten Perspektiven. Ich bin entgegen landläufiger Meinungen davon überzeugt, dass Männer in der Liebe häufig schlecht abschneiden, und finde Ninas Idee, dass sie danach streben sollten, sich überhöhen zu lassen und eine dementsprechende Behandlung zu verlangen, köstlich und erheiternd. Das wäre eine Revolution, das würde den Umgang der Geschlechter noch einmal gründlich aufmischen und manches zurechtrücken. Ich vermute, die meisten Frauen würden diese Revolution nicht mittragen. Dabei hätte sie weitreichende Folgen für unser gesellschaftliches Leben, würde die Strukturen der Liebe verändern, verbessern. Das wäre wahrhaft egalitär und emanzipiert: «In der Liebe gleiches Recht für alle.»

Ich antworte: «Oh ja, ich weiß, was Sie meinen, ich bin ganz bei Ihnen. In dem Sinne, was hat denn Ihr weibliches

Umfeld, was haben Ihre Freundinnen zu Ihrer Verehrung gesagt?»

«Die dachten, ich bin verrückt geworden», erwidert Nina. «Ein verheirateter Mann, den ich nicht haben kann, und den stelle ich auch noch auf ein Podest. Schick ihn in die Wüste, hieß es. Dabei war ich mit Arthur gerade in einer Oase angekommen und wollte von dort nie mehr weg. Eine Freundin brachte mir einen Artikel aus einer Frauenzeitschrift mit, es wurde eine Studie vorgestellt, die besagte, dass Männer, die nach sechs Monaten nicht die Scheidung eingereicht haben, es nie tun werden. Bei Arthur hat es zehn Jahre gedauert.»

Liebe ohne Vorurteile betrachten hin oder her, das ist schon ungeheuerlich, das stellt selbst mich, die ich bereits die ungewöhnlichsten Geschichten gehört habe, auf eine Probe. Mir kommen ausgesprochen konventionelle Assoziationen. Nina hat zehn Jahre auf Arthur gewartet, sie war seine heimliche Geliebte, die ewige zweite Geige, Weihnachten ohne Mann, Ostern ohne Mann, an Sonn- und Feiertagen natürlich auch. Bangen und Hoffen, dass er sich endlich scheiden lässt, Dramen, Versöhnungen, Versprechen, Enttäuschungen, dieses ganze unwürdige Prozedere?

Das ist ja nicht von dieser Welt, denke ich. Zehn Jahre hat sie auf ihn gewartet, wie Dornröschen im Märchen auf den Prinzen, der sie wach küsst? Und Nina will eine Feministin sein? Psychologisch gesehen klingt das eher nach einer Fallstudie aus dem Bestseller von Robin Norwood «Wenn Frauen zu sehr lieben». In diesem Buch geht es um Frauen, die einen Mann lieben, obwohl der Mann nicht gut zu ihnen ist, obwohl die Frauen mehr geben als er, wesentlich mehr, zum Beispiel indem sie warten. Ein Frauending: warten. Frauen als Opfer, das ist der Tenor des Buchs, es zeichnet ein finsteres Bild. Weil Frauen darauf hoffen, dass sie irgendwann vom Mann etwas Magisches bekommen, das sie aber nur von sich selbst bekommen können: Selbstwertgefühl. Sie laufen dem Mann hinterher wie Hündchen und gehen doch leer aus, weil Frauen geliebt werden, die bereits über Selbstwertgefühl verfügen, das ist zumindest die Theorie der Autorin Norwood.

Ich frage inquisitorisch: «Lieben Sie Arthur zu sehr?» Nina verdreht die Augen, sie ahnt, worauf ich hinauswill, sie sagt wieder mit Überzeugungskraft: «Ich liebe nicht zu sehr, ich liebe. Das ist ein gewaltiger Unterschied.»

Wie sie das sagt, mit welcher Festigkeit, mit welchem Stolz und hocherhobenen Hauptes, das räumt bei mir die Zweifel aus. Nina kommt mir nicht vor wie ein Opfer, ich habe schon oft mit Frauen gesprochen, die sich zum Opfer machen, die eines sind, denen merkt man die Angst auf zehn Meter Entfernung an. Nina wirkt auf mich wie eine mutige Amazone. Ich sitze hier auf dem Sofa neben einem außerordentlichen weiblichen Freigeist. Ich bin sicher: Ich höre die Liebesgeschichte einer selbstbestimmten Frau.

«Erzählen Sie weiter», bitte ich. «Hatten Sie also zehn Jahre ein Verhältnis mit Arthur?»

«Nein, wir haben uns zwei Jahre regelmäßig getroffen, mit sehr großen Abständen dazwischen. Ich brauchte jedes Mal Zeit, um wieder zu mir zu kommen. Kennen Sie diese

Stelle aus dem Roman ‹Liebeshandlung› von Jeffrey Eugenides, wo es heißt: ‹Madeleine taten alle Männer leid, die nicht Leonard waren›. So ging es mir. Arthur war für mich die Krone der Schöpfung. Jede Begegnung war eine Wucht, Arthur hat das genauso empfunden. Wir wussten schnell, das ist kein normales Verhältnis, das geht nicht, uns ‹nebenbei› laufenzulassen. Deshalb haben wir uns nach zwei Jahren, in denen wir uns vielleicht 12 Mal getroffen haben, getrennt. Zu dem kleinen Liebeswunsch, dass ich ihm beim Schlafen zusehen wollte, kamen mit jedem Treffen größere Liebeswünsche dazu. Natürlich habe ich gedacht, dass ich mit ihm leben möchte, ich war schließlich ungebunden. Ich hätte trotzdem nicht gewollt, dass Arthur seine Frau und sein Kind verlässt, er war glücklich mit seiner Frau, daraus hat er keinen Hehl gemacht. Unsere Liebe war keine Kompensation für seine unglückliche Ehe. Das hat meine Freundinnen richtig auf die Palme gebracht, Untreue ohne Ursache. Diese Sicht auf die Liebe ist eine sehr einseitige und simple. Wenn einer in seiner Ehe leidet, hat er ein Motiv zum Fremdgehen, das wird zwar als moralisch verwerflich abgestempelt, aber immerhin, der Antrieb ist Unglück, ein wenig Anteilnahme bringt man auf. Dabei kann es einfach vorkommen, dass man jemanden liebt, und ein anderer kommt dazu, den liebt man auch. Man kann versuchen, das zu unterdrücken, man kann die Luft anhalten, aber wer schafft das schon? Ich kenne Menschen, denen das passiert ist, die sich zusammengerissen haben und deren Gefühle sich auch durch Unterdrückung nicht verflüchtigt haben. Arthurs und meine

Gefühle haben sich auch nicht verflüchtigt, obwohl wir uns jahrelang nicht gesehen haben. Wir haben uns manchmal geschrieben. Wir haben beide viel über unsere Liebe geschrieben, ganz ruhig, oft traurig, verzweifelt, immer miteinander, nie gegeneinander, ohne Drama. Das war keine «Amour fou» zwischen uns. Ich würde sagen, dass Arthur und ich im strengen Sinne des Wortes nie ineinander verliebt waren, das war kein Rausch, wir waren nicht von Sinnen. Im Gegenteil: Wir wollten beide, dass der andere glücklich ist. Ich hätte nicht gedacht, dass ich so selbstlos sein könnte. Ich war nicht nur über Arthur erstaunt, sondern auch über mich, ich fand mich selbst hinreißend. Ich war in der Liebe immer schon radikal, aber Arthur hat meinem Denken über die Liebe noch einmal eine entscheidende Wende gegeben.»

Ich verstehe, was Nina meint. Liebe ist manchmal die Geburt eines neuen Ichs. Der Soziologe Georg Simmel hat gesagt, dass Liebe eine der großen Gestaltungskategorien des Daseienden ist. Das trifft für Nina zu, sie hat ihr Dasein durch diese Liebe neu gedacht, neu gestaltet, sich selbst neu erfunden. Aber das Leben ist nicht nur transzendent, es gibt den ganz normalen Alltag, deshalb frage ich Nina, wie ich mir diese acht Jahre ohne Arthur vorstellen kann. Hat sie daran geglaubt, dass das noch einmal etwas wird mit ihr und Arthur, hat sie darauf hingelebt? Was war mit Warten?

«Ich habe nicht gewartet, vielleicht habe ich in manchen Momenten etwas erwartet, ich hielt es für nicht unwahrscheinlich, dass die Geschichte weitergeht. Ich war aber keinesfalls passiv. Ich hatte auf eine gewisse Weise mit dem Kapitel abgeschlossen. Es war gut, dass Arthur in eine andere Stadt gezogen war, ich sah ihn nie zufällig. Ich liebte Arthur und wusste, das würde nie vergehen, ich war dankbar, dass ich ihn hatte, ich war manchmal auch aufgewühlt, wenn ich zum Beispiel ein Lied hörte, das wir gemeinsam gehört hatten, aber ich war in diesen Momenten nicht verzweifelt, ich war eher beseelt. Ich habe mich auf mein Leben konzentriert. Hingabe ist eben nicht mit Selbstaufgabe zu verwechseln. In der Hingabe kann man sich selbst finden, das ist meine Botschaft. Ich hatte mein Kind, meinen schönen Beruf, Freunde, es war ein reiches Leben. Ich war auch offen für andere Männer, offen für eine feste Beziehung, es kamen auch Männer vorbei, aber es kam keiner bei mir an.»

«Hatten Sie Affären?» Nina lacht: «Nein, ich habe gelebt wie eine Nonne. Freiwillig, alles freiwillig.»

Karg, denke ich, ein karges Leben. Eine attraktive und erotische Frau, die klösterlich lebt. Das waren ihre besten Jahre. Beurteilt man Ninas Liebesleben nach gängigen Kriterien, wird man es für gescheitert halten.

Aber vielleicht sind diese Kriterien ja falsch. Nina hat auf alle Fälle geliebt. Ich habe es im Vorwort geschrieben, ich komme an dieser Stelle noch einmal darauf zurück: Hermann Hesse sagt, lieben macht glücklich. Hier vor mir sitzt eine grandiose Liebende. In dem Sinne ist Nina eine glückliche Frau.

Kein Mensch wird dir diese Geschichte glauben, schießt

es mir durch den Kopf. Das hört sich nach Rosamunde Pilcher an, nach Kitsch, aber das ist eine wahre Gschichte. Ich frage Nina: «Sie sind doch noch mit Arthur zusammengekommen, wie geschah das?»

«Er stand eines Tages vor meiner Tür. An einem Samstag. Er hatte mir vorher eine Nachricht geschrieben: ‹Bin in der Stadt, kann ich zu dir kommen?› Dann war er da, er kam die Treppen hoch, er sagte nichts, er schaute mich an, er kam rein, wir setzten uns auf dieses Sofa, auf dem wir gerade sitzen, er erzählte, dass seine Frau und er sich scheiden lassen werden, kein Ehedrama, auseinandergelebt. An diesem Abend erfüllte sich der kleine Liebeswunsch, Arthur hat zum ersten Mal bei mir geschlafen. Wir wurden ein Paar. Ich habe ihn schlafen sehen, und das jede Nacht. Ich habe mich nicht mit einer Decke in die Zimmerecke gesetzt, ich habe mich aber so gefühlt. Es war ein Glück. Drei Jahre lang die reine Seligkeit, bis Arthur über Bauchweh klagte, er nahm ab, er ging zum Arzt, das ging alles rasend schnell. Weder er noch ich dachten an etwas Schlimmes, Arthur war ein junger Mann, er trank nicht, er rauchte nicht, er hatte Stress im Job, wir nahmen an, er hat eine Gastritis. Stattdessen Bauchspeicheldrüsenkrebs, eine tückische Krebsart, wenn sie erkannt wird, ist sie in vier von fünf Fällen schon so weit fortgeschritten, dass eine Heilung aussichtslos ist. So war es auch bei Arthur. Die Lebenserwartung nach der Diagnose: ein halbes Jahr vielleicht. Eine Chemotherapie hätte die Lebenszeit verlängern können, sie soll auch das Auftreten der Symptome hinauszögern, abmildern und damit, so der

Arzt, die Lebensqualität verbessern. ‹Dann leide ich unter den Nebenwirkungen›, hat Arthur gesagt. ‹Ich will keine Chemo.›»

Das ist tragisch. Wenn man endlich alles hat, was man je wollte, und es wird einem genommen. Mit was hadert man dann? Mit der Aufgabe der Pflege? Den Liebsten abends früh zu Bett bringen wie ein Kind, anstatt mit ihm ins Theater zu gehen? Nina hat nicht gezögert, ob sie Arthur pflegt. Sie hat sich sofort ein Urlaubssemester genommen.

Wie setzt sich Nina mit ihrem Los auseinander? Ich frage sie das. «Ich habe mir nur für einen Moment die Frage gestellt, warum ich, warum muss ich das alles erleiden, warum müssen Arthur und ich das erleiden? Das ist eine Frage, die einen lähmt, man kommt sofort in eine Opferrolle. Ich wollte aus der Diagnose das Beste machen, ich wollte noch etwas von Arthur haben, verstehen Sie? Ich wusste, wir haben nicht endlos Zeit, im Gegenteil, sie ist begrenzt, sehr begrenzt, und ich wusste, dass ich diese Zeit nutzen möchte. Das ist ja nicht ungewöhnlich, dass ein Liebespaar, dem man zuschreibt, durch eine besonders große Liebe verbunden zu sein, sich trennen muss und gerade deshalb jeden kostbaren Moment intensiv genießt. Das ist ein Topos in der Literatur und im Kino. Ich wäre wahnsinnig geworden, wenn ich mich länger mit der Warum-ich-Frage befasst hätte. Man kann auch im Untergang nach vorn blicken. Ich habe mir gesagt, dass ich verdammt noch mal jeden Moment mit Arthur nutzen will, ob ich ihm nun die Füße wasche oder die Zähne putze oder ihn streichele oder ihm vorlese oder er mir, dazu hat er manchmal noch die Energie. Nur zusammen sein, darum geht es.»

Das klingt fast trotzig, aber ich kann gut nachvollziehen, wie dieser Trotz, gepaart mit Ninas Stoizismus und ihrer Liebe, in ihr unglaubliche Kräfte freisetzt, die sie selbst in dieser Situation glücksfähig sein lassen.

«Wissen Sie, es kommt hinzu, dass Arthur sich mir gegenüber auch nicht wie ein Pflegefall benimmt, sondern wie ein Liebender», sagt Nina. «Es vergeht kein Tag, wo er mich nicht morgens fragt, wie es mir geht, was ich fühle, was ich denke. Er sorgt sich um mich wie ich mich um ihn. Er nimmt mein Gesicht in die Hände und küsst mich auf die Stirn. Er sagt ja zu mir. Nicht weil ich ihn pflege, nicht aus Dankbarkeit, das auch, aber vor allem, weil er mich liebt. Ja, so fühle ich mich, gewollt, geliebt. Ich bin erstaunt über Arthurs Liebeswillen, ungeachtet seiner Krankheit ist er mit seine Liebe präsent.»

Die beiden gehen gut damit um, was mit ihrer Liebe passiert, denke ich, produktiv, weil sie eben beide damit umgehen, nicht nur der Pflegende. Das ist eine wirkliche Beziehung zwischen Nina und Arthur. Einer trage des anderen Last, der Kranke die des Gesunden und der Gesunde die des Kranken. Und sie freuen sich auch miteinander und aneinander.

Schade, dass sie nicht zusammen alt werden dürfen. Ich bin sicher, dass für Nina dieses unumstößliche Wissen, dass Arthur der Mann ihres Lebens ist, dem Leid die Schwere nimmt, dass es Arthur genauso geht. Er kann die Liebe und die Pflege Ninas auch in seiner Lage souverän annehmen, weil er keinen Zweifel an der Liebe hat.

Ich kenne eine Frau, die mir erzählte, dass sich ihr an Krebs erkrankter Freund von ihr getrennt hat, weil er plötzlich erkannte, dass sie nicht die Richtige ist. Er liebte sie, aber er fand, dass sie nicht zu ihm passt für das ganze Leben. Menschen denken also in einer Grenzsituation wie der, dass sie mit dem Tod rechnen müssen, durchaus an das Leben, an das ganze Leben wohlgemerkt, egal wie lange es vielleicht noch dauern mag. Der Mann wollte sich aus Zweifel an der Liebe zu seiner Freundin nicht von ihr begleiten und gar pflegen lassen. Die Frau liebte ihn auch, trotzdem empfand sie nach der Diagnose ebenfalls, dass er nicht der Richtige ist. Er war danach «pur», sagte sie, er zeigte plötzlich Seiten, mit denen sie nicht zurechtkam, nichts Schlimmes, aber ihr sehr Fremdes. Dennoch hätte sie ihn gepflegt, sie hätte sich nicht vorstellen können, einen schwerkranken Mann zu verlassen. Der Mann ist wieder gesund geworden, beide sind heute mit anderen Partnern verheiratet und glücklich.

Ein langes Leben und langes Glück, das hätte ich Nina und Arthur gewünscht. Ihre Geschichte sollte enden mit: «Und wenn sie nicht gestorben sind, dann leben sie noch heute.» Sie endet aber damit, dass Arthur bald tot sein wird.

Nina muss jetzt, um die nächsten Monate durchzustehen, alles an Liebe mobilisieren, was in ihr ist, vor allem Agape, die zugewandte helfende Liebe. Immerhin Eros, der oft verschwindet, wenn Krankheit und Schwäche auftauchen, Eros, dieses ungezähmte Kraftbündel, ist noch präsent.

Das ist auf alle Fälle auch noch ein Wunder, aber eines, das eigentlich gar nicht verwunderlich ist. Denn Nina ist verliebt, verknallt, ihre Liebe zu Arthur steht auf eine gewisse Weise ganz am Anfang, obwohl sie schon alles können muss, was eine Liebe kann, die sich über viele Jahre in Form einer Beziehung bewährt hat. Obwohl Nina mir erzählte, dass sie «strenggenommen» nie in Arthur verliebt war, dass von Anfang an Liebe da war, würde ich sagen, Ninas Kraft speist sich auch aus dieser euphorischen Unbedingtheit, die die Phase der Verliebtheit kennzeichnet.

Es stecken viele Wunder in dieser Geschichte, denke ich. Nicht jeder darf in seinem Leben auf so viele Wunder hoffen. Doch es sind auch deshalb Wunder, weil Nina Wunder sehen kann, weil sie auf der einen Seite aufs Ganze geht und auf der anderen Seite demütig und dankbar ist, wenn kleine Wünsche wahr werden. Sie ist eine Amazone und eine Liebesdienerin zugleich. Sie pflegt Arthur nicht, so würde ich das nicht nennen, sie erweist ihm in der Tat Liebesdienste und wird ihm für den Rest seines Lebens, wie ersehnt, beim Schlafen zusehen, immerhin. Bis er für immer die Augen schließt.

«ES PASSIERTE NICHTS MIT MEINER LIEBE, ABER ES PASSIERTE ETWAS MIT MEINEM LEBEN»

Sie läuft. Simone wollte mir die Geschichte von Richard und sich beim Joggen erzählen, «da fließen meine Gedanken am besten», sagte sie. Gut, dass wir dasselbe Hobby haben. Nun läuft sie im Wald neben mir her, und ich muss aufpassen, dass ich nicht stolpere. Ich kann meine Augen kaum von ihren Beinen abwenden, nicht nur weil sie bemerkenswert wohlgeformt sind, sondern weil mich die Art, wie sie läuft, beeindruckt. Ich bin schon mit vielen Menschen gelaufen, ich kenne die unterschiedlichsten Laufstile. Simone läuft auf eine besondere Weise, der Ausdruck «wie am Schnürchen» fällt mir sofort dazu ein. Das heißt nicht, dass sie verbissen läuft. Viele Jogger bewegen sich, als wären sie auf der Flucht, sie laufen freudlos, jagen mit festen Gesichtern an einem vorbei, rempeln einen an, hetzen ohne ein Wort der Entschuldigung weiter.

Simone läuft wie jemand, der es wirklich genießt, sie gleitet. Sie läuft gleichmäßig und ruhig, sie hält Tempo, sie läuft unerschütterlich, sie macht nicht schlapp. Sie läuft wie jemand, der einfach läuft, da ist etwas, worauf man sich verlassen kann. Ich muss unwillkürlich an Forrest Gump denken, der sich trotz aller Widrigkeiten ein glückliches Leben erläuft. Ich erlaufe mir mit Simone die Geschichte ihrer Liebe, wir haben uns über Wochen getroffen und beim Joggen die Gedanken fließen lassen.

Ob Simone liebt, wie sie läuft, das war meine erste Frage. «Entweder ich liebe, oder ich liebe nicht», sagt sie.

Das kann ich mir vorstellen, diesen Eindruck macht sie auf mich: eine Frau, die mit sich im Reinen ist, die gewissenhaft mit ihren Gefühlen und ihren Entscheidungen umgeht, das Gegenteil von wankelmütig, niemand, der sich von seinem Unterbewusstsein treiben lässt, weder privat noch beruflich. Simone ist verbindlich, sie ist responsiv, man bekommt von ihr eine Antwort. Ich finde bei Simone genau diese Haltung zur Welt, die mehr und mehr ausstirbt in unserer Zeit, wo Menschen über WhatsApp ihre Liebe verhandeln und von heute auf morgen ohne ein Wort der Erklärung schweigen, wenn sie keine Liebe mehr wünschen oder das, was sie dafür halten. Ich habe ein Faible für die Art von Mensch, wie Simone einer ist, ich würde diese seltene Spezies erwachsen nennen. Solche Menschen verfügen über eine enorme Liebesfähigkeit. Simone ist eine Fundgrube für mich.

Am 18.11.2005 begann eine Phase in Simones Leben, in der ihre Entschiedenheit und Stärke auf die Probe gestellt wurden, auf eine Probe, die über Jahre ihr Dasein bestimmte.

Es war ein Freitag, als sich die Koordinaten ihres Liebeslebens, ihrer Ehe mit Richard – eine glückliche Ehe, man kann sagen, sie lief wie am Schnürchen – verschoben.

Es gibt Beziehungen, in denen immer wieder grundsätzliche Fragen gestellt werden, weil Unsicherheiten auftauchen. Das müssen keine schlechten Beziehungen sein. Manche Paare brauchen das, sie klopfen sich regelmäßig gegenseitig ab, schütteln ihre Liebe wie ein Bäumchen, machen sie manchmal ein bisschen kaputt und bauen sie dann wieder auf, das hält ihre Liebe lebendig.

Bei Simone und Richard war das anders, da klopfte keiner, die Liebe war eine absolut feste Burg.

Simone sagt: «Richard war mein Dach, an diesem Freitag ist es eingestürzt. Ich rede nicht von Dach, weil ich mich als schutzbedürftiges Wesen sehe. Ich kann sehr wohl selber ein Dach sein. Aber dieses Wissen, dass jemand auf mich aufpasst, das hat mich in Liebe gewiegt, das war für mich der Inbegriff von Liebe. Vor Richard habe ich das auf diese Weise nie erlebt. Es hat gedauert, bis wir uns ineinander verliebten, wir waren erst Kollegen, wir sind beide Anwälte und haben zusammen in einer Kanzlei gearbeitet, nach und nach haben wir uns angefreundet, dann verliebt. Eines Tages hat mich Richard einfach in meinem Büro geküsst. Ich war 28, er 29. Nach fünf Jahren haben wir geheiratet, das war 2003. In den sieben Jahren, die wir zusammen waren, habe ich keinen Moment an unserer Beziehung gezweifelt. Ich war auf der Insel der Seligen, als uns das Unglück zugestoßen ist.»

Simone kann jede einzelne Minute der letzten Stunden im Glück aufsagen, das hat sich in ihr Gedächtnis gefräst, das Protokoll einer heilen Welt. «Unsere Tochter Julia war damals knapp zwei, sie hatte eine Mittelohrentzündung. Richard musste an dem Tag nicht in die Kanzlei, er war um 16 Uhr mit ihr beim Arzt. Als er wiederkam, haben wir uns mit Julia ins Ehebett gelegt und gekuschelt, Julia ist eingeschlafen. ‹Ich hole uns einen Film›, hat Richard gesagt. ‹Wir machen uns einen gemütlichen Filmeabend, was hältst du davon?› Er hat seinen grauen Mantel angezogen und den grauen Schal umgebunden, den ich ihm zum Geburtstag geschenkt hatte. Er umarmte mich, ‹Mach dir keine Sorgen, wenn es etwas länger dauert, bis ich wieder hier bin. Ich probiere die neue Selbstbedienungsvideothek aus. Ich liebe dich, ich freue mich auf dich.› Er verließ das Haus. Ich schaute auf die Uhr, es war 19.46 Uhr, ich setzte mich vor den Fernseher. Die Videothek war bei uns um die Ecke, nach der Tagesschau um 20.15 Uhr habe ich mich schon gefragt, wo Richard bleibt. Um 20.30 Uhr habe ich ihn auf dem Handy angerufen, ich hörte draußen einen Krankenwagen, ich dachte mir nichts dabei. Im Nachhinein frage ich mich, ob Richard in diesem Wagen lag. Um 20.40 Uhr rief ich in der Videothek an, Richard sei da gewesen, hieß es. Vielleicht hat er jemanden getroffen, war meine Überlegung, einen Freund, und die beiden sind spontan ein Bier trinken gegangen. Ich rief seinen Freund an, er hatte nichts von Richard gehört. Ich wurde unruhig, ich brachte das Babyfon zu den Nachbarn und ging auf die Straße. Ich sah wieder einen Rettungswagen. In dem Moment kam mir der Gedanke: Es ist etwas Schlimmes geschehen. Ich war plötzlich sehr gefasst, wenn eine Katastrophe passiert, werde ich eher still und konzentriert als panisch. Ich versuchte wieder und wieder, Richard zu erreichen, ich rief meine Schwester an, sie kam zu mir, wir gingen durch die Straßen und suchten Richard. Ich sehe mich noch heute, wie ich durch die Straßen irre und meinen Mann suche. Um 21.58 Uhr ging jemand an Richards Handy, es war eine Krankenschwester, Schwester Anna: ‹Ihr Mann ist im Krankenhaus, ich kann Ihnen am Telefon keine weitere Auskunft geben, ich kann Ihnen aber sagen, dass er stabil ist.›»

Simone fährt mit ihrer Schwester ins Krankenhaus und hört: Richard hatte einen plötzlichen Herzstillstand, er ist auf der Straße zusammengebrochen.

«Ich will zu meinem Mann», sagt sie zum Arzt.

Wie sie das sagt, «mein Mann», das fällt mir genauso auf wie ihr Laufstil. Es geht mir im Kopf herum, es beeindruckt mich. Es klingt nicht besitzergreifend, wie manche Frauen klingen, wenn sie damit angeben, dass sie einen Mann abgekriegt haben, der sie geheiratet hat, der ihnen damit gehört. Für viele Frauen ist es ja leider trotz aller Emanzipation immer noch das A und O, einen Mann zu «haben», den sie dann auch verteidigen wie eine Beute. Aus Simones Mund klingen die Worte zwar stolz, doch es ist keine eitle Attitüde. Die Worte zielen nicht auf Außenwirkung ab, sie sind Ausdruck von Liebe und Verbundenheit und eben Entschiedenheit. Es klingt treu. Ich höre das sehr gern, wenn Simone «mein Mann» sagt. «Er gehört zu mir wie mein Name an der Tür», hat Marianne Rosenberg gesungen. Das Lied ist uralt, es wird heute noch oft auf Hochzeiten geträllert. Alle singen mit, wer aber hat so große Gefühle, vor allem: Wer hält sie durch?

Simone erzählt weiter. «Die Schwester sagte mir, ich möge nicht erschrecken, Richard läge im künstlichen Koma, er fühle sich kühl an. Ich trat voller Angst in das Zimmer, ich sah meinen Richard, er sah aus wie er, er fühlte sich so an, er war warm, er roch wie er. Ich war unendlich erleichtert, ich war sicher, er wird wieder gesund, es braucht nur Zeit. In dem Moment sackten mir die Beine weg.»

Später erklärt ihr der Arzt, dass es möglich sei, dass Richard einen Hirnschaden erlitten habe, in welchem Umfang, das würde sich zeigen. Und Simone erfährt, dass eine Herzmassage gereicht hätte, um all das, was in Folge dieses Herzstillstands mit ihrer Liebe passierte, zu verhindern. Ihr Mann Richard hätte keinen irreparablen Hirnschaden davongetragen, er wäre ein Dach geblieben, eine feste Burg – wenn ihm jemand Erste Hilfe geleistet hätte. Stattdessen haben die Leute nur geguckt. Und einer hat schließlich den Rettungswagen gerufen. Zu spät.

Simone verlangsamt ihren Lauf und schaut mich eindringlich an. «Sie haben mich gefragt, ob ich Ihnen erzähle, was mit meiner Liebe passiert ist, als Richard ein Pflegefall wurde. Ich tue das, weil Sie mir sympathisch sind, weil ich Ihnen glaube, dass Sie sich tatsächlich für die Liebe interessieren. Ich erzähle Ihnen das aber auch, damit Sie schreiben, wie existenziell es ist, Erste Hilfe zu leisten, wenn jemand reglos am Boden liegt. Ungefähr 150 000 Mal im Jahr kommt das vor, dass einer einfach umfällt, selten Frauen, es trifft mehr Männer, gesunde und sportliche Männer, Richard ist auch viel gejoggt, sein Herz war in Ordnung. Als er auf der Straße lag, hing seine, hing meine Zukunft an einem seidenen Faden, das Nichtstun der Menschen hat über uns entschieden. Ich mache keinem einen Vorwurf. Vielleicht können nur andere daraus lernen. Das ist mein Wunsch. Ich habe jedenfalls daraus gelernt, ich bin darauf eingestellt, immer Erste Hilfe leisten zu wollen und zu können, ich habe das auch schon mehrfach getan.»

Drei Tage später erwacht Richard aus dem Koma, sein erster Satz: «Ich will nach Hause.» Dann reißt er ein paar Witze, in dieser Lage. So kennt Simone Richard, wehleidig war er nie. Er wird wieder ganz der Alte, sie ist sich sicher. «Doch dann fiel er wieder ins Koma», sagt Simone. «Die Ärzte hielten sich bedeckt, sie meinten, dieses erneute Koma könne ein Indiz dafür sein, dass der Hirnschaden weitreichend sei.»

Simone hat Angst, dass Richard nicht mehr wach wird, doch er wacht wieder auf. Simone fragt ihn, wann er Geburtstag hat. Er weiß es. Simone sagt: «Schatz, ich soll dich von Julia grüßen.» Richard antwortet: «Wer ist das?»

Eine vorübergehende Amnesie, denkt Simone. Richard braucht Zeit. Das ist dein Mann, das ist die Liebe deines Lebens, ihr habt ein Kind zusammen, das nimmt dir keiner weg, das wird wieder.

Ein Jahr lang ist das ihr alles beherrschender Gedanke, ein Jahr, in dem ihr kompletter Alltag auf den Kopf gestellt wird, tägliche Besuche im Krankenhaus, zu Hause das Kleinkind, die Familie hilft, wo sie kann, Simone gerät dennoch bald an die Grenzen ihrer Belastbarkeit. «Ich hatte viele kleine Nervenzusammenbrüche», sagt sie. «Aber die haben nichts an meiner Liebe geändert, die blieb gleich. Ich wollte das auch, ich wollte Richard weiterhin lieben, ich wollte mein altes Leben zurück, es ist nur eine Frage der Zeit, das war mein Mantra.»

Diese Entschiedenheit ist ein Motor, der in der Liebe mehr bewirkt als bloße Gefühle. Entschiedenheit ist die mentale und emotionale Befindlichkeit, die es braucht, um ein Versprechen halten zu wollen. Der gute alte Wille, der hat mit Liebe sehr viel zu tun, er ist ein Antrieb für die Seele, er ist Eros. Platon hat den Eros als Lenker der Seele bestimmt, er besitzt Macht über ihre drei Teile, die da sind: Begierde (epithymia), Mut (thymos), Vernunft (logos). Leider wird unser heutiges Verständnis von Erotik und Sexualität mit dem platonischen Eros in Verbindung gebracht – der arme Eros, ein fundamentales Missverständnis. Der Eros von Platon ist nicht erotisch, er ist nicht profan sexuell. Die Leute denken immer, sie brauchen mehr Sex, um Erfüllung in der Liebe zu finden, dabei brauchen sie mehr Eros, den göttlichen Funken. Simone hat ihn.

Deshalb gibt sie nicht auf, sie versucht unermüdlich, Richard ins Leben zurückzuholen. Die Ärzte haben ihr empfohlen, Richard immer wieder mit Erinnerungen zu konfrontieren, Fotos, Filme, Gespräche, in denen er der gemeinsamen Vergangenheit mit Simone begegnet.

«Ich habe mich selbst mit hineingenommen in diese

Reise in die Vergangenheit», sagt Simone. «Ich wollte mit Richard zurückgehen, um mit ihm wieder nach vorn gehen zu können, Seite an Seite. Wenn ich mir mit ihm alte Urlaubsfotos angeschaut habe, war ich voller Hoffnung, dass alles wieder gut wird, das war wie eine Beschwörung.»

Das Prinzip Hoffnung, das ist in einer Liebesbeziehung, die gleichermaßen eine Pflegebeziehung ist, der Stoff, aus dem die Träume sind. Es ist ein starkes Prinzip, es gibt Energie, die Vision auf Besserung verleiht oft übermenschliche Kräfte, die tatsächlich eine Genesung bewirken. Aber die Hoffnung hat auch eine zweite Seite. Gerade wenn man nicht weiß, ob jemand dauerhaft ein Pflegefall bleiben wird, kann die Hoffnung einen blind machen für die Realität. Das Prinzip kann auch zermürben, es darf keine Eigendynamik entwickeln, es muss beobachtet werden. Man darf es nicht frei schalten und walten lassen. Es kann der Punkt kommen, wo die Hoffnung der radikalen Akzeptanz weichen muss, dass es ist, wie es ist, dass es so bleibt, dass es keinen Sinn macht, auf ein Wunder zu warten, dass die Wiederherstellung der Gesundheit einem Wunder gleichkäme. In diesem Moment beginnt das, was man Selbstsorge nennt, ein viel besserer Ausdruck in diesem Zusammenhang als Selbstliebe. Selbstliebe ist nebulös, was bedeutet das? Jeder liebt sich auf seine Weise, der eine versteht es als Selbstliebe, streng mit sich zu sein, sich zur Disziplin zu mahnen, weil er weiß, dass ihn das glücklich macht, der andere fühlt sich von sich selbst geliebt, wenn er sich Ausschweifungen gönnt. Selbstsorge dagegen ist präzise. Für sich selbst zu sorgen, das heißt zunächst einmal, den Blick auf sich selbst zu richten, der Sorge geht die Erkenntnis voraus. Das ist ein nüchterner Prozess in Form einer Bestandsaufnahme, aus dem eine Fürsorge für sich selbst erwächst.

Von dieser Haltung war Simone zu diesem Zeitpunkt noch weit entfernt. Ihr Kümmern und ihre Fürsorge galten ausschließlich Richard. Sie hatte das Ziel vor Augen, dass Richard wieder der Alte wird, sie hatte das Gefühl, dass es vorangeht, jedes kleine Zeichen des Erwachens seines Bewusstseins wurde als Fortschritt interpretiert. Richard kam in die Reha, Simone holte ihn jedes Wochenende nach Hause. «Das sollte die Vorstufe dafür sein, dass wir bald wieder wie eine normale Familie leben. Bald, das sagte ich mir, denn noch war es so, als hätte ich zwei kleine Kinder zu Hause, wenn Richard da war. An einem Wochenende geschah etwas, das war wie eine Zäsur, ein Riss in meiner Hoffnung. Ich habe erst viel später begriffen, was sich da in mir abgespielt hat. Heute würde ich sagen, dass ich anfing, die Realität zu sehen oder zumindest zu ahnen. Ich musste kurz weg, ich bat Richard, auf Julia aufzupassen. Niemals zuvor hatte ich Richard bitten müssen, aufzupassen, er war durch und durch ein Beschützer gewesen, ein Behüter. Vielleicht war das schon ein Zeichen für ein gewisses Misstrauen, dass ich ihn überhaupt bat, aufzupassen, weil ich eben nicht mehr den Mann vor mir hatte, dem ich bedingungslos vertraute. Als ich wiederkam, hatte Julia sich die Hand an der Herdplatte verbrannt. Das hätte auch einem Vater ohne Hirnschaden passieren können, dennoch, es war plötzlich zum ersten Mal der Gedanke da, dass Richard nicht mehr der Mann ist, den ich geheiratet habe – und vielleicht auch nie mehr der Mann sein wird. Doch die Zweifel waren schnell wieder weg, und ich dachte meinen Satz: Richard braucht Zeit. Das haben mir auch die Ärzte gesagt. Ihr Mann braucht Zeit. Sie müssen ihm Zeit lassen. Solange Richard kein Dach für mich, für Julia und mich sein konnte, habe ich quasi in diesem Satz gewohnt, mich in ihm geborgen gefühlt. Ich habe mich an dem Satz festgehalten.»

Im Sommer 2006 war die Reha dann vorbei, Simone stand vor der Frage, ob Richard wieder zu ihr und Julia in das gemeinsame Haus ziehen soll. «Ich habe hin und her überlegt, ich habe es mir nicht leicht gemacht. Aber es wäre einfach nicht gegangen, die Gefahr, dass Richard wegläuft, war zu groß. Ich wusste nicht, wie ich das machen soll mit einem kleinen Kind und mit Richard. Ich habe für ihn ein Zimmer in einer betreuten Wohngruppe in einem Pflegeheim gefunden, ich habe es gemütlich gemacht für ihn, ich habe es in der Farbe gestrichen, die unser Wohnzimmer hat, ich habe Möbel gekauft, von denen ich wusste, dass sie Richard gefallen. Zu den Pflegern habe ich gesagt: Ihr könnt das alles behalten, wenn ich Richard wieder nach Hause hole. Ich habe das immer wieder gesagt, bald hole ich ihn nach Hause. Es braucht nur Zeit. Eines Tages sagte die Heimleiterin zu mir: ‹Er kommt nie wieder nach Hause.› Der Satz hat sich festgesetzt und mit dem anderen Satz ‹Richard braucht Zeit› in meinem Herzen gekämpft. Der Abschied begann. Ich ließ den Gedanken zu, dass Richard ein Pflegefall bleibt, dass kein Dach mehr aus ihm wird, dass ich nicht nur zeitweise ein Dach für ihn bin, sondern sein Leben lang, nicht nur ein Dach, sondern eine Betreuung wie für ein Kind, ein Kind, das nie groß werden wird. Ich stand in einem doppelten Verhältnis zu Richard, ich war seine amtliche Betreuerin und seine Frau und war in zweierlei Hinsicht komplett für ihn verantwortlich. Ich hatte meine Tochter bis zu diesem Moment nie außen vor gelassen, sie war mir noch viel näher gerückt als je zuvor, aber plötzlich spürte ich akuten Handlungsbedarf, ich wusste, meine Verantwortung für sie musste Folgen haben, Mutterliebe allein reichte nicht, ich musste ihr gerecht werden, eine Lebensform für sie, für uns finden. Ich hatte keinen Mann, Julia hatte keinen Vater mehr. Er hätte vielleicht noch mit ihr ein Puzzle legen können, aber er konnte nicht mehr mit ihr zum Arzt gehen, keine Schule mehr für sie aussuchen, sie nicht trösten, wenn sie ihren ersten Liebeskummer hat, nicht auf dem Abiball mit ihr tanzen, sie nicht zum Traualtar führen.»

Da kommt sie – die Selbstsorge, Hand in Hand mit der Sorge für das Kind. Ich frage Simone: «Hatten Sie ein schlechtes Gewissen wegen dieser Gedanken?» – «Am Anfang ja. Auf jeden Gedanken in diese Richtung folgte der Gedanke, dass Richard Zeit braucht. Ich wollte die Probe doch bestehen, der unsere Liebe ausgesetzt war. Ich habe Richard richtig geliebt, das kam immer wieder hoch und überwältigte mich. Ich wollte ihn lieben, diese Liebe war so ehrlich, so tief, er war der Deckel zu meinem Topf. Ich war felsenfest davon überzeugt, dass ich nie wieder einen Deckel finden würde. Aber auf eine gewisse Weise ging das Leben weiter, es passierte nichts mit meiner Liebe, aber es passierte etwas mit meinem Leben, Dinge, die mich beeinflussten, die mich veränderten. Ich war stets jemand, der alles selbst in die Hand genommen hat, ich bin auch nicht gläubig, mit Begriffen wie ‹Schicksal› konnte ich nie viel anfangen. Mir sind dann aber viele Dinge widerfahren, die man unter ‹Schicksal› subsumieren kann. Wenn man so will, öffnete sich mein Horizont. Ich konnte ja mit Richard nicht zusammen sein wie mit einem gesunden Mann, aber wir haben, wenn er bei uns war, wie früher viel gekuschelt. Einmal lagen wir zusammen im Bett, wie an dem Nachmittag, bevor er zusammengebrochen ist. Mir tat die Nähe gut, ich war froh. Ich schaute Richard an und dachte plötzlich: Der weiß gar nicht, wer du bist. Für Richard ist es egal, ob du hier liegst oder Claudia Schiffer. Das tat sehr weh, mir das einzugestehen, in dem Moment habe ich mich zum ersten Mal nicht geliebt gefühlt, aber das war eigentlich die Wahrheit, die Wirklichkeit. Richard konnte ja tatsächlich nichts damit anfangen, dass ich Simone bin, seine Frau. Er hat es immer wieder vergessen. In dem Moment ist etwas mit meiner Liebe passiert. Ich fühlte mich im wahrsten Sinne des Wortes nicht erkannt, ich fühlte mich weggeschickt. Richard hatte mich verlassen, nicht ich ihn. Das war in diesem Augenblick mein Empfinden. Er hatte es nicht aus böser Absicht getan, es war der Krankheit geschuldet, aber es kam auf dasselbe raus. Richard liebte mich nicht mehr, weil es ihn nicht mehr gab. Er lebte in seiner Welt, er dachte und fühlte wie ein Kind, ich konnte ihm sagen: ‹Ich bin deine

Frau›, und er freute sich und hatte es im nächsten Moment wieder vergessen.»

Hier haben wir sie wieder, diese biblische Geschichte mit dem Kennen und Erkennen und Lieben. Adam erkannte sein Weib, Eva. Er anerkannte sie damit als die, die sie ist, die einzig und allein sie ist. Nicht erkannt werden, gar verwechselt werden, das fühlt sich für Simone an, wie verlassen werden.

Das war der Wendepunkt in der Liebes- und Pflegegeschichte von Simone und Richard. Der Keim war gesät. Und es eröffnete sich eine Chance für Thomas. Er war Simones Nachbar, Vater von zwei Kindern, geschieden, ein freundlicher und aufmerksamer Mann, der schon lange für sie schwärmte. Er unterstützte Simone, wo immer er konnte, er half ihr bei der Steuererklärung, er kümmerte sich, wenn im Haus etwas kaputt war, alles ohne Simone zu nahe zu treten, sie zu bedrängen.

«Ich spürte, dass er in mich verliebt ist, dass er dennoch nicht erwartet, dass ich seine Gefühle erwidere. Ich hatte Richard so lange Zeit gelassen, jetzt war meine Zeit. Ich fühlte mich frei.»

Aus den zögerlichen Gefühlen wurden, wie es Simone entspricht, entschiedenere Gefühle. Sie konnte sich dennoch nicht durchringen, mit Thomas zusammen zu sein. Zu groß waren ihre Schuldgefühle gegenüber Richard. «Ich hatte ihn schon stückchenweise gehen lassen, es war ja nun etwas mit meiner Liebe passiert, weg war sie nicht. Das Leben mit ihm war noch präsent, seine Hemden und Anzüge hingen bei mir im Schrank. Als Thomas das erste Mal bei mir übernachtet hat, dachte ich, dass Richard gleich im Raum steht, ich meinte, zu hören, wie er die Haustür aufschließt, wie er die Treppe hochkommt.»

Nach und nach wandelte sich die Liebe, sie richtete sich neu aus, so beschreibt es Simone. Die Liebe drehte sich um, sie wendete sich Thomas zu. «Ich wäre bei Richard geblieben, wenn ich mein Leben schon hinter mir gehabt hätte, wenn Julia groß gewesen wäre. Aber ich war noch mittendrin im Leben. Ich fing an, für Thomas wie für Richard zu fühlen. Thomas wollte mich heiraten, ich war überglücklich über seinen Antrag. Ich war innerlich frei, nun musste ich mich auch noch äußerlich befreien. Ich musste, ich wollte mich scheiden lassen. Ich beantragte, dass ein neuer Betreuer gefunden wird, denn als Richards Betreuerin konnte ich mich nicht scheiden lassen. 2013 wurde ich dann geschieden, es hatte symbolische Bedeutung für mich, dass im Gerichtssaal Richards Platz frei blieb. Die Scheidung hat das Ende meiner Ehe besiegelt, nicht das Ende meiner Liebe für Richard. Aus meiner Sicht habe ich die Probe bestanden. Wie soll ich das erklären, die Liebe hat sich verändert, sie ist aus dem Beziehungsmodus herausgehebelt worden, das ist nicht meine Schuld, das kann unter den gegebenen Umständen nicht anders sein. Meine neue, andere Liebe ist vor allem tiefe Dankbarkeit, dass Richard mir unsere Tochter geschenkt hat. Wenn ich sage, dass meine große Liebe im Pflegeheim sitzt, dann ist das durchaus die Wahrheit. Ich besuche ihn regelmäßig, aber ich besuche nicht jemanden, den ich liebe, sondern den ich geliebt habe. Zu uns nach

Hause kommt Richard nicht. Er fühlt sich in seiner neuen Umgebung am wohlsten, er fühlt sich da sicher. Es bedeutet mir viel, dass es ihm gut geht, weil ich eben noch Liebe für ihn empfinde. Nur was für eine? Mir fällt es schwer, das in Worte zu fassen, die gängigen Worte und Wendungen passen einfach nicht. Es ist eine transzendente Liebe, eine im Hintergrund, eine platonische sowieso, nichts, worauf Thomas, den ich geheiratet habe und der Julia adoptiert hat, in irgendeiner Weise eifersüchtig sein müsste, das ist er auch nicht. Er ist mein Mann.»

«Hat Ihnen schon mal jemand gesagt, dass Sie einen ganz besonderen Ton haben, wenn Sie die Worte ‹mein Mann› aussprechen?», frage ich Simone.

Simone lächelt. «Thomas sagt das. Mein Mann.»

WAS VON DER LIEBE ÜBRIG BLEIBT: LIEBE

«Ich könnte mich sofort wieder in ihn verlieben», sagt Johanna, als wir uns die letzte Szene ihres Hochzeitsvideos mit Christian ansehen. Es wurde am 3. April 2004 gedreht. Johanna strahlt mich an, sie lächelt mit Mund und Augen, als hätte einer ein Licht in ihr angeknipst. Sie strahlt wie eine Braut, sie strahlt wie die Braut, die sie vor 14 Jahren war, keine junge Braut mehr, 47 Jahre alt, eine Frau in der Lebensmitte, eine Frau in den besten Jahren, wie man so sagt, aber entwaffnend jung in ihrem Liebesglück und in ihrem Mutterglück. Beide Glücke müssen hier eigens genannt und gesondert erwähnt werden. Manchmal gibt es Glück im Plural.

Anton, der gemeinsame Sohn von Johanna und Christian, ist bei der Trauung knapp zwei Jahre alt, der Inbegriff eines niedlichen kleinen Jungen, ein blondes Kerlchen, pausbäckig, er war ein «Bröckchen», erzählt Johanna, lang ersehnt, spät empfangen. Da freut man sich besonders, wenn das Kind hübsch und kräftig ist, vor Leben nur so strotzt. «Ich habe 20 Jahre auf ein Kind gewartet, mir hat der richtige Mann dazu gefehlt, ich wollte es nur mit einem, den ich wirklich liebe.»

Im Video trägt Johanna Anton auf der Hüfte, als hätte sie nie etwas anderes getan. Der Kleine ist gerade hingefallen und hat bitterlich geweint, sie hat gepustet und leise auf ihn eingeredet, bis er sich beruhigt hat. Wie sie das tut, ist sie ganz bei der Sache, durch und durch eine Mutter, dankbar für das Kind und hingegeben. Das ist nicht bei jeder Frau so, es ist einer Frau jedenfalls nicht in die Wiege gelegt. Zugleich hat Johanna auch Augen für Christian, aber was für welche. Ihr Strahlen gilt gleichermaßen ihm, es gilt ihm sehr, auch das ist nicht bei jeder Frau so, dass sie neben der Mutterliebe noch den Mann im liebevollen Blick hat. Um ehrlich zu sein, gibt es in dieser Hinsicht sogar oft Probleme in Beziehungen, denn Männer fühlen sich zurückgesetzt, wenn ihre Frauen nach der Geburt «vermuttern», ausschließlich auf das Wohl des Kindes bedacht sind und sich dabei in ihrem Wesen, in das der Mann sich ursprünglich verliebt hat, verändern.

Bei Johanna und Christian ist das nicht der Fall, das sieht man. Deshalb spreche ich von zwei Glücken, eigentlich kann man sogar von dreien sprechen, denn Liebesglück und Mutterglück münden hier ins Familienglück. Christian wird von Johanna regelrecht angehimmelt, er hält die Hochzeitsrede, und er macht das sehr gut, er ist der geborene Redner, souverän, ohne eitel zu sein, kundig und zugleich unterhaltsam. Johanna und die ganze Hochzeitsgesellschaft, vielleicht 20 Gäste, hängen an seinen Lippen. Christian ist 18 Jahre älter als Johanna, aber er wirkt nicht wie der typische ältere gutsituierte Mann mit grauen Schläfen, der «Sugardaddy», der sich eine junge Frau als Prestigeobjekt geangelt hat. Dieses Väterlich-Joviale, das einen manchmal irritiert oder etwas abstößt an Ehen, bei denen er viel älter ist als sie, das, was daran nicht passt, was irgendwie unangemessen und fast unanständig wirkt, kommt hier überhaupt nicht zum Tragen. Auch die Frage, ob diese Verbindung etwas mit Geld und Macht zu tun hat (welche junge attraktive Frau heiratet schon einen alten armen Mann?), beschleicht mich nicht. Diese Liebe hat eine reine Weste.

Bei Christian wittert man nicht Geld und Macht, sondern Kunst und Geist, er erinnert mich an den italienischen Filmregisseur Roberto Rossellini, das Haar schon etwas schütter, markante und sensible Züge, ein Charakterkopf, ein Denker. Die Lippen sind sinnlich. Er könnte in Stein gemeißelt sein, eine Büste. Er trägt ein weißes Hemd und eine dunkle Hose, keinen Smoking, nichts Verkleidetes. Johanna sieht aus wie Ingrid Bergman, große seelenvolle Augen, blonde kinnlange Haare, keine kleine Nase, sondern eine aristokratische Nase, weiche volle Lippen. Ich kann mir vorstellen, dass sie und Christian sich oft küssen. Johanna trägt ein braunes Kleid und einen wunderbaren großen braunen Hut. Sie ist elegant, altmodisch und trotzdem oder gerade deshalb zeitlos gekleidet.

So ist auch die Hochzeit, elegant, altmodisch, zeitlos. Die Eleganz liegt gerade in der Schlichtheit. Liebe ist puristisch. Ich habe oft erlebt, dass pompöse Hochzeiten kein Zeichen von gigantischen Gefühlen sind, sondern eher ein Schaulauf. Es geht darum, etwas zu zeigen, nicht, es zu empfinden.

Die dezente Weise, in der Johanna und Christian den Bund der Ehe eingehen, dieses Verhaltene, dafür aber ihre Blicke, wie sie sich mit den Augen vereinigen, das überzeugt mich wesentlich mehr von ihrer Liebe als ein maßgeschneiderter Cut, ein Designer-Hochzeitskleid und 200 Gäste an der überbordenden Tafel. Diese Hochzeit entspricht Johanna, sie hat Stil, sie ist individuell, sie markiert das, was für Johanna existenziell ist, dieses Kind, dieser Mann, diese Familie, jeder für sich und alles im Verbund, drei Glücke.

Als ich sie vor Jahren das erste Mal sah, das war in Florenz, trug sie auch einen altmodischen Hut, einen Strohhut. Sie war im selben Hotel wie ich, sie fiel mir auf, wie sie durch die Lobby ging, immer mit diesem Strohhut, solche Hüte trägt kein Mensch mehr. Ihr heller Teint, das zarte Make-up, dazu ein Blumenkleid, knielang, eher rustikale praktische Sandalen, damit sie bequem stundenlang durch die Museen marschieren konnte. Es fehlte nur noch der Sonnenschirm. Ich hätte geschworen, dass Johanna Engländerin ist, sie wirkte auf mich wie einem englischen Film entsprungen, der Anfang des 19. Jahrhunderts spielt, wie eine Figur aus einem Jane-Austen-Roman. Die Frauen bei Jane Austen sind kunstinteressiert, belesen und reisefreudig, resolut und eigenwillig und auf eine bestimmte unnachahmlich weibliche Weise emanzipiert. Diese Eigenschaften schrieb ich Johanna zu.

Erst bei unserer zweiten Begegnung, nachdem sie sich dazu bereit erklärt hatte, von Christian und sich zu erzählen, und ich den Hochzeitsfilm sah, kamen mir Ingrid Bergman und Roberto Rossellini in den Sinn. An Johanna geht man nicht einfach gedankenlos vorbei, sie zieht einen in den Bann, sie erweckt Assoziationen. Man möchte sie fassen, man vergleicht sie mit anderen, um sie einzuordnen, am Ende kommt man auf Johanna in ihrer Unvergleichlichkeit zurück.

«Für Christian bin ich der Inbegriff einer Französin», hat Johanna mir berichtet. «Damit meint er eine facettenreiche Frau, eine schillernde und geheimnisvolle. Das war mein schönstes Kompliment.»

Ich nannte Johanna in Florenz die Frau mit Hut, ich fand sie geheimnisvoll, ich wollte sie unbedingt kennenlernen. Sie regte meine Phantasie an, ich stellte sie mir mit Staffelei im Kornfeld vor, ein ziemlich abgegriffenes Klischee, aber manchmal bedient das Leben Klischees, dass man sich nur wundert. Ich habe Johanna dann wirklich kennengelernt. Sie ist tatsächlich Malerin, eine gute, sie kann von ihren Bildern leben. Christian ist nicht Regisseur, doch er kennt sich mit Filmen aus, er kennt sich mit allem aus. Johanna sagt von ihm, er sei eine Art Universalgelehrter. Von Beruf ist Christian Historiker, habilitiert, er arbeitet in einem Wissenschaftsverlag.

Es passt, dass Christian die Hochzeitsrede selbst hält, denke ich. Er wirkt wie ein Mann, der sich nichts aus der Hand nehmen lässt, ein Mann, der führt, ein «Mann von Welt», so hat ihn mir Johanna beschrieben. Johanna ist eine starke Frau, sie braucht keinen Bestimmer, sie hat sich einen Mann gewünscht, der stark ist wie sie selbst, sie sagt: «Ich wollte einen Mann wie ein Baum.» Christian spricht in der Rede über die Geschichte der Ehe, über ihre Entwicklung von einer Versorgungsinstitution hin zum Modell der großbürgerlichen Liebesehe. Seine Rede ist nicht romantisch, er sagt nicht, ich heirate Johanna, weil sie die Liebe meines Lebens ist.

Johanna hat mir erzählt, wie Christian ihr seine Liebe gestand, es war bei einem Spaziergang. «Als Einleitung hat Christian feierlich gesagt: ‹Mit Ihnen kann man Pferde stehlen.› Wir siezten uns damals noch. Das hört sich für Außenstehende sehr nüchtern an, ich aber wusste, dass für Christian damit die Liebe anfängt, dass man mit einer Frau Pferde stehlen kann. Bei ihm hat alles Hand und Fuß, und trotzdem ist er ein Mann der Abstraktion.»

Man merkt Christians Rede an, dass er sehr viel über die Ehe nachgedacht und sich wirklich für die Ehe, für die Ehe mit Johanna entschieden hat. Indem Christian die Bedeutung der Ehe erklärt, erklärt er Johanna seine Liebe. Das gefällt mir, das hat Stil, das ist die Liga, in der diese beiden Menschen lieben. Liebe mit triftigen Gründen. Liebe mit Grund und Boden. Es gibt diesen Satz von Nicolás Gómez Dávila, der lautet: «Jemanden lieben heißt, den Grund zu verstehen, warum Gott diesen Menschen gemacht hat.»

Johanna hatte schon einige intensive Liebesgeschichten vor Christian, aber sie hat auf einen wie Christian gewartet, so einen wollte sie heiraten, dieses Kaliber, einen Mann von Welt, einen Welterklärer, einen Liebeserklärer.

«Wir kannten uns zwei Jahre, bis wir uns verliebt haben»,

erzählt Johanna mir. «Wir waren erst Freunde. Alles hat sich langsam entwickelt, und doch habe ich, als ich ihn bei der Geburtstagsfeier meines Schwagers das erste Mal gesehen habe, gedacht: Das wird dein Ehemann. Und Christian hat das auch gedacht. Das haben wir uns später anvertraut, eine Art Telepathie. Was Christian angeht, ein für ihn ungewöhnlicher Gedanke, denn er wollte nie heiraten. Er war von seiner Jugend an ein Frauenheld, ein Don Juan, einer, der sich nicht festlegen wollte, und wenn er eine Freundin hatte, hatte er etliche Frauen nebenbei. Er hat das nicht als Schwäche oder schuldhaftes Verhalten gesehen und bereut, er konnte das wunderbar erklären, er hatte dazu seine Theorie. Er verstand Liebe und Ehe und Erotik im Horizont der 68er Jahre, er war durch und durch ein politischer Mensch. Liebe war für ihn nicht Besitz, sie festhalten, aus dem Moment eine Dauer und eine Pflicht machen, Liebe mit einem Vertrag besiegeln, ob vor Gott oder der Welt, das war ihm suspekt. Ich dagegen konnte mir schon immer hervorragend vorstellen, dass Liebe in einer Ehe mündet, dass man sich immer wieder neu füreinander entscheidet. Da gab es für mich keine Unlogik. Und ich wollte eben unbedingt eine Familie, ein Kind, doch nur wenn ich den Mann von Herzen liebe, ich hätte nie mit einem Mann ein Kind gezeugt, damit ich ein Kind habe. Ich hatte den Mann vor Christian, den ich durchaus liebte, verlassen, weil er keine Kinder wollte. Christian wusste das. Es passte alles zwischen uns, er war wirklich bereit für die Ehe, für die Familie. Er hatte einfach so lange gebraucht, aber jetzt war für ihn der richtige Zeitpunkt gekommen, sich festzulegen, seinen ‹Kairos› nannte er das. Das ist bei den alten Griechen der Wendepunkt im Leben. Und ich hatte überhaupt keine Befürchtungen, dass er mir untreu sein könnte, wir waren beide angekommen. Es gibt ein Wissen, das einen unendlich beruhigt, eine Gewissheit, dass alles richtig ist mit einer Liebe, das hatte ich bei Christian und er bei mir.»

Johanna, Christian, Anton, eine Bilderbuchfamilie, aber nicht in diesem Vorzeigesinn wie aus der Werbung: Mama, Papa, Kind, die Eltern jung, schön, knackig, das Baby proper. Stattdessen sind Mama und Papa richtige Menschen, sehr menschliche sogar, mit einer Vergangenheit, die in die Gegenwart hineinreicht. Eine Frau, bei der die biologische Uhr tickt, und ein Mann, der nie heiraten wollte und sich ein Leben mit Johanna auch ohne Kind und Ehe vorstellen kann. Für Christian lag ein Kind mit Johanna nicht auf der Hand, aber er wollte es ihr von Herzen gern schenken.

Es ist wirklich wahre Liebe zwischen Johanna und Christian, das ist meine Einschätzung. Sie haben sich beide alles reiflich überlegt, Liebe ist für sie Passung, geistig und seelisch und auch körperlich. Daraus ist das Ja zur Ehe entstanden, keine überstürzte Hals-über-Kopf-Aktion. Johanna und Christian sind doch am besten in einem Jane-Austen-Roman aufgehoben, denke ich. Vernünftige Frauen heiraten vernünftige Männer, und das heißt nicht, dass die Ehen kühl sind. Ich nehme an, dass Johanna und Christian auch keine kühle Ehe geführt haben, und frage Johanna danach. «Oh ja», antwortet sie freimütig, «Christian und ich, wir haben uns blendend verstanden, und wir haben uns leidenschaftlich geliebt, das Erotische spielte für uns eine bedeutende Rolle.»

Die letzte Szene des Hochzeitsvideos: Johanna und Christian von hinten, sie gehen nach der Trauung, nein, sie schreiten durch einen Kreuzgang, sie schreiten in ihr gemeinsames Leben, das liegt vor ihnen wie eine Offenbarung, aus den Gesichtern von Johanna und Christian spricht ein tiefer Ernst und eine einzige frohe Erwartung.

Doch schon an dieser Stelle, am Tage der Trauung, kommt das große Aber, das im Leben und im Lieben manchmal kommt, der Stolperstein, der Haken.

Vier Jahre nach der Hochzeit ist Christian an den Folgen von Parkinson gestorben. Am Tag der Hochzeit war er schon unheilbar krank. Großes Unglück im großen Glück. Und großes Glück im großen Unglück: Johanna weiß von der Diagnose. Dass sie ihn geheiratet hat, zeugt von der Aufrichtigkeit ihrer Liebe, von ihrem Liebesverständnis. Sie hat sich schon vor der Ehe für Christian entschieden und trennt sich nicht von ihm, weil er krank ist. Christian hatte Glück mit Johanna. Und sie mit sich selbst, weil sie eine mutige Liebende ist. Eine Liebeskönnerin par excellence.

Die beiden sind also definitiv kein Vorzeigepaar wie aus der Werbung, aber eines aus der Welt der tiefen Empfindungen und ehrbaren Absichten. Johanna weiß, dass Christian früher oder später zum Pflegefall werden wird. Während sie ihm verspricht, in guten wie in schlechten Zeiten für ihn da zu sein, schwebt bereits das Damoklesschwert von Parkinson über dem Paar.

Parkinson ist nach Demenz die zweithäufigste neurodegenerative Erkrankung. Bei ihr liegt ein Mangel an dem Nervenbotenstoff Dopamin vor. Dazu kommt es, weil bestimmte Nervenzellen im Gehirn nach und nach absterben. Zusammen mit anderen Botenstoffen ist Dopamin an der Bewegungssteuerung beteiligt. In Deutschland sind gegenwärtig rund 280 000 Menschen an Parkinson erkrankt, das sind zwei Prozent der Gesamtbevölkerung. Durchschnittlich tritt die Krankheit in einem Alter um die 60 auf, bei Männern häufiger als bei Frauen. Bei fünf bis zehn Prozent der Betroffenen machen sich schon mit Mitte 20 typische Symptome wie Bewegungsverarmung, Muskelstarre und Zittern bemerkbar. Im Laufe der Krankheit entwickelt fast jeder zweite Patient eine Depression. Die psychischen Veränderungen sind für die Beeinträchtigung von Parkinson-Patienten von erheblicher Bedeutung und werden oft unterschätzt. Eine Heilung ist nicht möglich. Man stirbt nicht direkt an Parkinson, aber an den Komplikationen, die die Krankheit mit sich bringt. Das ist Johanna alles bekannt.

Wenn es also in dieser Geschichte darum geht, was mit der Liebe passiert ist, muss ich fragen, was gleich am Anfang der Liebe mit der Liebe passiert ist, als Johanna erfuhr, dass ihr Mann in absehbarer Zeit – eine exakte Prognose für den Verlauf gibt es nicht – ein Pflegefall sein würde. Wie hat Johanna den Einbruch der Krankheit und die «Auswirkungen» auf die Liebe erlebt? Und wie ist Christian damit umgegangen?

«Als die ersten Symptome auftraten – Christian ging

anders, er trippelte, er presste den Arm auf eine merkwürdige Weise an den Körper –, war ich sofort alarmiert, ich hatte das schon bei einem Onkel von mir gesehen, der Parkinson hatte. Ich war sofort ziemlich sicher, dass auch Christian Parkinson hat, ich habe ihm das gesagt, und er ist daraufhin zum Arzt gegangen. Wir waren zu dem Zeitpunkt drei Jahre zusammen, die glücklichsten Jahre meines Lebens, der Himmel auf Erden, ich der Himmel, er die Erde, eine dialektische Verbindung von Himmel und Erde, das war mein Ausdruck für unsere Beziehung. Diese drei Jahre waren gewissermaßen unsere Verlobungszeit, es war klar, dass wir heiraten würden, es bedurfte dazu auch keines Antrags mehr. Wir ließen uns treiben, wir trieben auf die Hochzeit zu. Es war nur eine Frage der Zeit, des Termins, wir hatten keine Eile.»

«Als die Diagnose auf dem Tisch lag, hattest du da nicht den Impuls, wegzulaufen?», möchte ich wissen. «Hattest du nicht das Gefühl, dass die Zeit für eure Liebe unbarmherzig verrinnt? Hast du gedacht, dass es ein Fehler gewesen sein könnte, einen viel älteren Mann zu haben?»

«Ich kann nicht sagen, dass ich keine Angst hatte», gesteht Johanna. «Doch Angst hat mich nicht dominiert. Ich war eher wehmütig. Zwischendurch hatte ich schon mal Angst.»

«Das klingt jetzt nicht dramatisch», sage ich zu Johanna. «Es war auch nicht dramatisch», erwidert sie. «Ich glaubte, dass es sehr lange dauern würde, bis die Krankheit bei Christian zum Ausbruch kommt. Es gibt Patienten, bei denen die Krankheit erst nach zehn Jahren massiv wird. Und Christian war so stark, er hatte so viel Kraft und Humor. Ich konnte ihn mir nicht alt und krank vorstellen, und ich habe keine Minute daran gedacht, dass es ein Fehler gewesen sein könnte, mich an einen Mann zu binden, der fast 20 Jahre älter ist. Meine ganze Vorstellung von der Zukunft war positiv. Ich wusste auch, dass Christians Eltern sehr alt geworden sind, und das bei guter Gesundheit, ich war voller Zuversicht. Ich fühlte mich mit Christian unsterblich. Ich habe im Standesamt wirklich aus vollster Überzeugung Ja gesagt.»

Und Christian? «Er hat sich nicht klein und nicht groß gemacht, er hat mich nicht angefleht, bei ihm zu bleiben, er hat auch nicht den Helden gespielt und mich ermuntert, mir einen anderen Ehemann zu suchen. Er war gefasst. Und er hat auch gedacht, dass die Zeit, in der er ein Pflegefall sein wird, in ferner Zukunft liegt. Man kriegt das einfach nicht in den Kopf, man geht eng umschlungen spazieren, man fühlt sich lebendig und ist froh, und dann soll man sich klarmachen, dass der geliebte Mann ein Pflegefall wird. Wir konnten uns das nicht vorstellen.»

Ja, so ist das bei großen Lieben, selbst bei sehr vernünftigen Menschen, da denkt man, man könnte Berge versetzen, da gibt es auch bei ernsthaften Bedrohungen von Leib und Leben kein Wanken der Liebe, allenfalls eine temporäre Verwirrung der Gefühle. Ich sehe Christian und Johanna vor mir, wie sie durch den Wald marschieren. Sie sind ein Liebespaar, das mitten im Leben steht, Christian ist vital und potent, er und Johanna lieben sich jede Nacht. Johanna wird schwanger.

Nicht ein angstvoller Gedanke mehr an eine tragische Zukunft, nicht einmal manchmal, nur noch gute Gedanken. Johanna ist einfach selig, ist völlig im Hier und Jetzt. «Als ich von der Schwangerschaft erfuhr, war ich so glücklich, dass ich dachte, der liebe Gott hat mit uns eine Ausnahme vor. Genau das war mein Gedanke. Unbesiegbar habe ich mich gefühlt. Mit Christian an der Seite. Ich hatte das Gefühl, als könnte ich von den Toten auferstehen. Das hat sich auch nicht geändert, als er sich nicht richtig freuen konnte, dass ich schwanger war. ‹Was willst du mit einem kranken Vater für unser Kind?›, sagte er. Er litt. Ich machte ihm Mut, ich dachte, unserer Liebe kann nichts mehr passieren, wenn wir bald zu dritt sind. Meine Liebe zu Christian hatte etwas dazubekommen, ein Siegel. Es war schon ein Wunder, dass ich mit Mitte 40 noch schwanger wurde. Es sollte sein. Christian war melancholisch, er sagte bekümmert: ‹Wir haben den Neid der Götter herausgefordert. Wir hatten zu viel Glück, Liebste.› Dieses Negative, das war überhaupt nicht seine Art. Vielleicht war er damals schon depressiv, ich weiß es nicht. Mir kam es so vor, als hätte er einfach einen schlechten Tag, eine Krise, nichts, was ihn vom Wesen her verändert. Dieses Schwarzsehen, das hat vielleicht ein paar Tage gedauert. Ich konnte Christian dann mitreißen in meiner Euphorie. Als wir bei der ersten Ultraschalluntersuchung waren, brach es aus ihm heraus, er hat geweint vor Glück. Danach hat sich die Lücke, die in der Liebe aufklaffte, wieder geschlossen.

Wir haben quasi kurz in den Abgrund geschaut, dann wieder nach oben und nach vorn. Die Schwangerschaft haben wir unbeschwert erlebt, als Anton auf die Welt kam, waren wir die glücklichsten Eltern, das glücklichste Paar. Anton war der Fingerzeig für unsere Zukunft. Wir lebten wie eine normale glückliche Familie, wie normale Liebende.»

Das, was ich in dem Hochzeitsvideo beobachtet habe, scheint der Realität entsprochen zu haben, Johanna und Christian waren gleichermaßen ein Liebespaar und hingebungsvolle Eltern. Ich kann das gar nicht glauben: Blieb die Liebe wirklich völlig unberührt vom Bewusstsein der Krankheit?

«Die körperlichen Symptome waren marginal, sie fielen kaum ins Gewicht. Nach dieser kurzfristigen Verstimmung während der Schwangerschaft war Christians Psyche wie eh und je stark, sein Humor erfrischend», erzählt Johanna. «Mit der Angst und der Sorge war es wie kurz nach der Diagnose. Manchmal flackerte etwas auf, wie ein Blitz schoss es mir durch den Kopf: Irgendwann wirst du alleinerziehende Mutter sein. Dann war das wieder weg. Wenn Christian gesund gewesen wäre, hätte ich vielleicht auch manchmal einen schwarzen Gedanken gehabt. Vielleicht auch wegen des Alters, das ist alles eine Spekulation. Wenn ich ganz ehrlich bin, war das kein Thema, das Alter nicht, die Krankheit nicht.»

Aber es wurde ein Thema. Johannas Vision, dass der liebe Gott eine Ausnahme macht, hat sich auf lange Sicht nicht erfüllt. Johanna wurde sogar doppelt geprüft, was Krankheit und Gebrechlichkeit angeht.

Das Unglück Parkinson zeigte mehr und mehr sein Gesicht. Christian war immer öfter niedergeschlagen, verwirrt, er hatte Wortfindungsschwierigkeiten. Er hätte nie mehr eine solche Hochzeitsrede halten können. Er fühlte sich schwach, war deswegen über sich selbst ungehalten. «Schwäche, das konnte er schlecht ertragen», sagt Johanna. «Und nun wurde er schwach. Er war ungeduldig, er war oft unausstehlich. Ich fing an, mich darauf einzustellen, dass die Krankheit jetzt richtig anfängt. Ich wollte das aushalten, dass wir aus unserer Komfortzone verjagt wurden wie aus dem Paradies. Ich dachte trotzdem, dass wir noch Zeit haben, ich wünschte es mir sehr. Dann geschah uns das zweite Unglück nach der Krankheit.»

Glück im Glück, Unglück im Glück, Glück im Unglück, das hatten wir schon. Ich hätte nicht gedacht, dass darauf noch ein Unglück folgt, aber so war es. Johanna, Anton und Christian hatten einen schweren Autounfall. Anton kam mit leichten Verletzungen davon. «Es müssen Engel im Spiel gewesen sein», sagt Johanna.

Sie und Christian schweben in Lebensgefahr. Anton kommt zu Verwandten, Johanna und Christian kämpfen um ihr Leben. Johanna wird nach Wochen aus dem Krankenhaus entlassen, sie sitzt im Rollstuhl, sie hat Schmerzen, sie reißt sich zusammen, sie will sich um Anton kümmern.

Und dann kommt Christian nach Hause, er hat diverse Rippenbrüche, er hat eine schwere Hirnverletzung. Er ist von jetzt auf gleich ein Pflegefall. Johanna hat keine Gelegenheit, den Ernstfall zu üben. Ein langsamer Niedergang der Kräfte allein als Folge von Parkinson wäre dagegen schon ein Segen gewesen.

«Ich habe auch in dieser Zeit nicht ganz und gar die Hoffnung aufgegeben, dass Christian sich erholt, dass er wieder zu sich kommt. Ich kümmerte mich um Anton und um Christian, alles vom Rollstuhl aus. Christian strengte sich an, er wollte bei der Einschulung von Anton dabei sein, das hat er geschafft, mit dem Rollator schleppte er sich hin. Seine Physis war erstaunlicherweise immer noch stark, wir waren beide vergnügt, weil wir überlebt hatten. ‹Wir sind wirklich eine Ausnahme›, sagte Christian erstaunt. Doch seine Psyche veränderte sich. Es gab mehr und mehr Momente, wo ich dachte, ich liebe ihn nicht mehr. Wirklich, ich habe gar nicht mit mir gekämpft und mich gefragt: ‹Liebst du ihn noch oder nicht›, nein, die Liebe war in diesen Momenten, aus denen später Stunden und Tage wurden, einfach weg. Wäre er seelisch der Alte gewesen, hätte ich das nicht gefühlt. Ich hätte auch mehr Kraft für die Pflege gehabt. Christian hat mich nachts oft geweckt, er wurde unleidlich, er hat mich provoziert, beleidigt. Das kannte ich nicht, er war immer voller Bewunderung für mich gewesen, er hatte mich sehr gut behandelt, wie ein Kavalier. Dieser garstige Mann war nicht mein Christian. Einmal habe ich auf der Straße einen Mann im Rollstuhl gesehen, die Begegnung hat mich bewegt. Wir haben uns lange angeschaut, der Mann und ich. Das war das erste Mal seit dem Beginn meiner Liebe zu Christian, dass ich einen anderen Mann wahrgenommen habe, dass ich mit ihm geflirtet habe. Und dieser Mann saß im Rollstuhl wie mein eigener Mann, aber dieser Mann war fröhlich, er lächelte mich an. Christian war mürrisch, hatte nur schlechte Laune, war verbittert.»

Das geht mir an die Nieren, ein Flirt mit einem anderen Mann, und nicht mit einem, der mit beiden Beinen im Leben steht und mit beiden Beinen durchs Leben laufen kann, sondern mit einem, der im Rollstuhl sitzt, der aber lächelt. Jetzt ist es so weit, die Liebe zu Christian hat sich verändert, mehr noch, sie ist im Abstieg begriffen, Johanna wendet sich ab. Sie ist eine Abtrünnige. Die Liebe wird nicht zur Fürsorge, sie wird zur Ablehnung, zur Gleichgültigkeit. Das Begehren verschwindet. Christian und Johanna schlafen nicht mehr miteinander. Das Liebesglück zwischen Frau und Mann tritt in den Hintergrund, es führt mehr und mehr ein Schattendasein, verkümmert. Die Liebe zum Kind dominiert die Familie, hält Johanna bei Christian, sie will ihm den Vater erhalten. Anton jedoch ist der veränderte Papa unheimlich. «Wie ein Gespenst kam er ihm vor», erzählt Johanna. Christian ist ein Fremdkörper in dieser Familie, einer, der Johanna an die Grenze ihrer Belastbarkeit bringt, vor allem im Horizont ihrer Verantwortung für Anton. Sie versucht, Christians Zustand vor dem Kind zu verbergen. Christian, der immer kultiviert war, gepflegt, tadellos, uriniert nun auf einmal in die Ecke des Schlafzimmers. «Wenn das Anton gesehen hätte», sagt Johanna.

«Ich habe mir dann überlegt, dass es vielleicht helfen könnte, wenn Christian in eine spezielle Parkinson-Klinik geht, ich dachte, ich brauche eine Pause, vielleicht kommt er dort seelisch wieder zu Kräften, wird wieder positiver. Ich war am Rande eines Nervenzusammenbruchs, ich war ausgelaugt und erschöpft, ich konnte nicht mehr schlafen. Ich musste mich um Anton kümmern, ich habe Malkurse gegeben, weil das Geld knapp war. Christian hat eingewilligt, eine Zeit lang dorthin zu gehen. Ich konnte mich erholen. Eines Tages habe ich ihn besucht, und es geschah etwas Ungewöhnliches, wir waren uns nahe, er war mir zugewandt, er war heiter, die Liebe blühte auf. Wir haben noch einmal miteinander geschlafen. Ja, und wir wussten, dass es das letzte Mal ist, ein besonders inniges und leidenschaftliches letztes Mal. Wir haben darüber nicht gesprochen, wir wussten es. Es war so schön und zugleich so schwer, der schwerste Augenblick meines Lebens. Danach hatte ich die Eingebung, Christian zu sagen, dass ich ihn nicht mehr pflegen kann wegen Anton. Ich wollte ihn bitten, dass wir für ihn einen Platz in einem Pflegeheim suchen, bei uns war eins um die Ecke. Als er noch zu Hause war, war er mir gegenüber fordernd und ungerecht gewesen. Er hatte darauf bestanden, dass ich ihn pflege. Ja, Christian war wie ein böser alter Mann. Ich hatte oft den Gedanken: Warum hast du einen alten kranken Mann geheiratet. Ich fühlte mich nicht mehr geliebt, ich war nur noch Blitzableiter für Christian. Meine Liebe war weg. Ich hatte Angst, ihm zu sagen, dass ich nicht mehr kann. Als wir nun in seinem Bett in der Klinik lagen und ich tief durchatmete und ihm erklärte, was ich mir wünschte, dass ich auch sehr in Sorge um Antons Seelenheil war, zitterte ich, ich hatte Panik, dass Christian die Beherrschung verliert. Doch Christian blieb ruhig und sanft, die Liebe zu Anton hat seine zerrüttete Persönlichkeit übertüncht, überzeichnet. Christian war ganz weich und zärtlich, als ich ihm sagte, dass unsere Zeit als Liebespaar vorbei ist, auch die Zeit, in der ich ihn pflege, wie es vielleicht meine Pflicht oder wie es vielleicht meine Freude gewesen wäre, wenn Anton nicht gewesen wäre. Oder wenn Christian noch irgendwie Christian gewesen wäre. Ich weiß, dass Anton den Ausschlag gab, mich von Christian zurückzuziehen. Aber ich weiß nicht, wie es gewesen wäre, wenn es Anton nicht gegeben hätte. Ob ich ihn bis zum Schluss gepflegt hätte? Unsere drei Lieben waren so verwoben, ich kann sie gar nicht einzeln verstehen, einschätzen. Christian jedenfalls hat viel an die Liebe zu Anton gedacht, und das war ein Segen. Doch er hatte auch mich im Sinn, im Herzen, im Geist, er wollte mich entbinden aus meiner Rolle als Pflegerin. Seine Antwort war: ‹Ich gebe dich frei.› In dem Moment waren wir erneut ebenbürtig in unserer Liebe. Ich fuhr nach Hause. Ich war froh, dass dieser mir fremd gewordene Mann nicht mehr in unserer Wohnung war. Ich war aber auch zum ersten Mal seit langer Zeit im Frieden mit ihm.»

Johanna wird still. Wir schweigen. Sie möchte jetzt für sich sein, das spüre ich. Ich verabschiede mich, ich fahre in mein Hotel. «Ich komme morgen noch einmal wieder», sage ich. Johanna ist eine Nacht allein mit ihren Gedanken, mit ihren Erinnerungen. Mit Anton. Als ich am nächsten Morgen bei ihr klingele, öffnet sie die Tür. Sie strahlt. Das erstaunt mich nicht. Ich habe das erwartet. Ich habe erwartet, dass es für diese Liebe, die verschwunden war, noch eine Art von Gegenwart gibt, auch eine Art von Zukunft, dass Johanna den garstigen Mann vergisst, dass etwas von der Liebe übrig bleibt, das man mit Fug und Recht Liebe nennen darf.

Ich habe mich nicht getäuscht. Johanna sagt: «Ich habe mir gestern das Hochzeitsvideo noch ein zweites Mal angesehen. Ich könnte Christian sofort wieder lieben.»

«ICH TRÄUME VON DIR» ODER «ICH SEHE DIE WELT MIT DEINEN AUGEN»

Ich bin erst seit einer Stunde bei Ruth und Walter in der Wohnküche ihres kleinen Häuschens auf dem Land, und Ruth sagt schon zum siebten Mal: «Ich will nach Hause.» Walter hat mich zum Frühstück eingeladen. «Das ist locker», meinte er. «Wir essen zusammen, plaudern über dies und das, dann kann meine Frau Sie ein bisschen beschnuppern. Ruth ist misstrauisch gegenüber Menschen geworden, vor allem, wenn es Fremde sind, und für sie bin selbst ich, ihr Ehemann, manchmal ein Fremder. Früher war das anders, sie war offen und neugierig, sie hatte gern Gäste. Ich habe jede Woche spontan jemanden zum Essen mitgebracht, einen Kollegen oder Nachbarn. Bei uns war die Tür immer offen.»

Walter und ich, wir versuchen, uns zu unterhalten, es geht nicht «locker», es geht gar nicht. Ruth quengelt wie ein Kind, sie fällt uns ständig ins Wort. Es erinnert mich an die Zeit, als meine Kinder klein waren und man häufig keine Mahlzeit ohne Lärm und Trubel verzehren konnte. Ich kannte ein Paar, das hat sich eigens am Wochenende einen

Babysitter genommen, damit es losgelöst von der Rolle als Mutter und Vater wenigstens einmal in der Woche als Frau und Mann frühstücken konnte – um sich als Liebespaar nicht aus den Augen zu verlieren, um sich einfach ungestört unterhalten zu können. Manche aus meinem Umfeld regten sich darüber auf und fanden das gemein den Kindern gegenüber, Familie ist Familie, hieß es, Kinder gehören immer dazu, mitgehangen, mitgefangen, wozu kriegt man Kinder, wenn sie am Samstag oder am Sonntag vom Tisch ausgeschlossen werden. Das ist eine von diesen inquisitorischen Fragen, die unter Eltern kursieren: Wozu kriegt man Kinder, wenn man seinen Job nicht aufgibt, wenn man die Babys nicht stillt, wenn man viel Zeit für sich braucht? Ich habe jedenfalls gut verstanden, warum diese Leute Geld dafür bezahlt haben, ein paar Stunden allein miteinander zu sein. Den Kindern ging es in der Zeit nicht schlecht, es ging ihnen prächtig, sie waren mit dem Babysitter auf dem Spielplatz, sie haben getobt und waren an der frischen Luft, am Ende für Kinder vielleicht viel netter, als ewig am Tisch zu sitzen und sich zu langweilen. Und außerdem diente es dem Kindeswohl, dass die Eltern Zeit und Aufmerksamkeit für sich hatten. Wenn man als Vater und Mutter kein Liebespaar mehr ist und es an allen Ecken und Enden emotional hapert, weil es keine seelisch-geistige Nahrung mehr für die Großen gibt, kann man auch den Kleinen nicht mehr viel Liebe geben, es ist auf alle Fälle schwieriger.

Jedenfalls geht es mit Kindern vorbei, dass man nicht zwei Brötchen in Ruhe essen und ein Alltagsgespräch führen kann. Meistens kommt einem das sehr schnell vor, zu schnell. Irgendwann sitzt man mit den erwachsenen Kindern am Tisch, keiner quäkt oder krümelt mehr, und man führt die tollsten Gespräche mit ihnen.

Bei Ruth geht es nicht vorbei, das ist Walters Aussicht. Es wird immer schlimmer werden, ihre Kommunikationsfähigkeit und damit ihre Gesellschaftsfähigkeit werden dramatisch abnehmen, auch ihre Liebesfähigkeit. Es wird vor allem darum gehen, sie zu lieben. Ruth ist 74 Jahre alt und leidet seit drei Jahren an Demenz, dieser tückischen hirnorganischen Krankheit, bei der die Nervenzellen schleichend absterben. Gerade befindet sie sich im Übergang zur zweiten Phase, wobei die Übergänge fließend sind, wie mir Walter erklärt. Man könne das an Symptomen festmachen, aber das sei schwierig, außerdem sei jeder Demenzkranke anders. Auf alle Fälle sei da bei Ruth noch ein ganz starker Wille, sich zu erinnern, beteuert Walter, sie möchte die Dinge festhalten, doch sie entgleiten ihr mehr und mehr. Ruths Bewusstsein ist noch nicht in der Dämmerung der Demenz versunken, aber die klaren Momente sind gezählt.

«Ich werde oft gefragt, was eigentlich der Unterschied zwischen Demenz und Alzheimer ist, viele ältere Leute fragen mich danach, das Interesse ist groß, nicht nur aus Anteilnahme, die Menschen haben einfach alle Angst vor dieser Krankheit. Das wird noch eine Volkskrankheit, davon bin ich überzeugt, man kann froh sein, wenn man verschont bleibt. Wir werden alle sehr alt, da ist fast damit zu rechnen, dass mindestens einer pro Ehe betroffen ist.» Walter hat recht, 1,6 Millionen Menschen sind derzeit in Deutschland an Demenz erkrankt, die Zahl steigt, in wenigen Jahrzehnten wird sie sich verdoppelt haben. Er erklärt mir: «Demenz ist der Oberbegriff für Erkrankungen, die zur Folge haben, dass man seine geistigen Funktionen wie Denken und Sicherinnern und Sichorientieren nach und nach verliert. Alzheimer ist also eine Form von Demenz.»

Was heißt hier «geistige Funktionen», will ich ausrufen, das ist ja fast ein Euphemismus, man kann nicht mehr denken, das Denken wird zäh, ist verklebt. «Honig im Kopf», so heißt ein Film über einen dementen Mann, der Titel passt, der Verstand, dessen Talent das Unterscheiden ist, das Erkennen und Definieren, wird zur klebrigen Masse, in der die Wirklichkeit verschwindet, man verliert sein Ich. Denken ist ich sein, ich denke, also bin ich, sagt der Philosoph Descartes. Wer nicht mehr denken kann, der wird verrückt, der macht Sachen, von denen er oder sie nie dachte, dass er sie einmal tun würde. Man sagt zum Beispiel alle fünf Minuten: «Ich will nach Hause.» Und das ist eben keine Phase, es geht nicht vorbei. Es ist die Endstation, man ist eben kein Kind, das reifer und verständiger wird. Ruth ist kein Kind, sie erinnert mich aber an eins. Ich assoziiere bei Ruth Kindlichkeit, das fällt mir auf, das ist interessant. Der Schriftsteller Arno Geiger hat ein kluges Buch über seinen Vater geschrieben, der an Alzheimer leidet, «Der alte König in seinem Exil». Geiger schreibt: «An Demenz erkrankte Menschen seien wie kleine Kinder – kaum ein Text, der auf diese Metapher verzichtet; und das ist ärgerlich. Denn ein erwachsener Mensch kann sich unmöglich zum Kind zurückentwickeln, da es zum Wesen des Kindes gehört, dass es sich nach vorn entwickelt. Kinder erwerben Fähigkeiten, Demenzkranke verlieren Fähigkeiten. Der Umgang mit Kindern schärft den Blick für Fortschritte, der Umgang mit Demenzkranken für Verlust.»

Das ist die Wahrheit, das ist Walters Wahrheit, er muss das jetzt jedenfalls aushalten, ohne Hoffnung auf Besserung, die ewigen Wiederholungen, die Vergesslichkeit, das Aufpassen auf Ruth, weil sie nach Hause will, sich zu Hause nicht zu Hause fühlt und ihr Heimweh so übermächtig ist, dass sie einfach von jetzt auf gleich wegrennt, um ihr Zuhause zu suchen, obwohl sie doch in ihrem Haus sitzt, in dem sie mit Walter seit 50 Jahren wohnt. Defizite.

Verluste gehören für Walter inzwischen zu seinem Leben und Lieben dazu, das ist sein täglich Brot. Es ist, als würde er seine Frau praktisch jeden Tag verlieren, finde ich, psychisch sowieso, weil sie Stück für Stück in ihre eigene Welt abtaucht, aber auch physisch, wenn sie plötzlich verschwunden ist und durch die Gegend irrt. Was für ein Stress, man wünscht sich doch von dem geliebten Menschen Präsenz und Konstanz. Das wird zur Ausnahme, zur Regel wird die Abwesenheit.

«Mir rutscht jedes Mal das Herz in die Hose, wenn Ruth ausbüxt», sagt Walter. «Vor allem nachts, ich werde wach, ich greife neben mich, das Bett ist leer. Ich springe hoch, ziehe mir etwas an und suche sie. Ich finde sie fast immer schnell wieder, ich weiß meistens, wo sie stecken kann. Viele Möglichkeiten gibt es hier bei uns auf dem Dorf nicht. Und ich kenne Ruths Lieblingsorte.» Die Schlafzimmertür abschließen, das will er nicht, noch nicht. «Das macht ihr Angst, wenn Räume abgeschlossen sind.»

Walter will Ruth die Angst nehmen, er will sie suchen und wiederfinden, sie soll seiner gewiss sein. Er will das alles aushalten, er will die täglichen Trennungen zugunsten der von ihm empfundenen Unverbrüchlichkeit der Liebe, der Ehe, überwinden, die zweite Phase mit ihr durchstehen, die dritte, wenn nichts mehr geht, wenn sie nicht nur ihn nicht mehr erkennt und ihre beiden gemeinsamen Töchter Bea und Renate, sondern auch sich selbst nicht mehr, wenn sie nicht nur nervig ist und misstrauisch, sondern richtig aggressiv und handgreiflich wird, wie es bei Demenzkranken häufig geschieht. Wenn sie sich nicht mehr nur wiederholt, sondern gar nicht mehr spricht, wenn sie vor sich hinstarrt und kaum noch ansprechbar ist. Walter will sie hegen und pflegen, er will sie, wenn es sein muss, füttern und windeln, das hat er sich genau überlegt. «Ein Heim kommt nicht in Frage, wenn ich das schon höre: ‹Seniorenresidenz› oder ‹Wohnstätte›, als wenn man sich dort zu Hause fühlen könnte. Ich schicke doch meine Frau nicht in ein Heim, wo sie nichts mehr braucht als ihr Zuhause. Ich liebe Ruth in guten wie in schlechten Zeiten, das habe ich ihr versprochen», sagt Walter und schaut mich an, nicht fragend, sondern sicher. Ich nicke, ja, natürlich, es ist gut, wie Walter das macht. Absolut richtig. Moralisch und im Sinne der Liebe, das geht für Walter Hand in Hand. Immerhin, er ist nicht ganz allein mit seiner schweren Aufgabe. Die Töchter wohnen im selben Dorf, sie kommen oft vorbei, bringen die Enkel mit.

Wenn sie zu Besuch sind, müssen es alle aushalten, dass die Ehefrau und die Mutter sich innerlich verabschiedet, dass immer weniger Dialoge möglich sind. Die ganze Familie muss es aushalten, vor allem aber eben Walter, bis zu irgendeiner Art von Schluss. Zum Schluss sind Demenzkranke immer schwere Pflegefälle. Oder sie sterben vorher.

«Was ist, wenn Sie vor Ihrer Frau sterben?», frage ich Walter, er ist 76 Jahre alt. «Darüber denke ich einfach nicht nach», antwortet er. «Das verschiebe ich auf morgen. Morgen ist auch noch ein Tag. Dieser Satz kommt in einem Film vor, den Ruth sehr mag, ‹Vom Winde verweht›. Wir schauen ihn ab und zu zusammen. Früher war der mir zu kitschig, das ist kein Film für Männer, doch jetzt bin ich froh, wenn ich überhaupt etwas mit Ruth unternehmen kann.»

«Ich will nach Hause», sagt diese wieder, sie zieht dabei eine Schnute und schaut mich an, als würde sie gleich anfangen zu weinen. Wie ein bockiges Kind, das seinen Willen nicht kriegt, sieht sie aus, wie ein altes Kind, ein Troll, die Haare grau, aber dicht und lockig, runde braune Augen, feine Fältchen, ein hübsches Gesicht, sie muss eine sehr anziehende junge Frau gewesen sein. Wären ihre Augen wach, würden sie Erkennen zeigen, sähe sie aus wie eine sehr liebe Frau. Jetzt wirkt ihr Gesicht auf mich maskenhaft, unpersönlich, irgendwie böse, unsympathisch. Der arme Walter.

Ich habe mir überlegt, ob ich das so schreiben soll: dass Ruth mir unsympathisch ist. Ich möchte nicht für hartherzig gehalten werden. Ich habe meiner erwachsenen Tochter erzählt, dass ich bereits nach einer Stunde bei diesem Ehepaar dachte: Oje, wie hält Walter das aus, diese Mühle, diese ewige Wiederkehr des Gleichen an Worthülsen, dieses dumpfe Gesicht. Das ist meine Achillesferse im Zwischenmenschlichen, dass ich Wiederholungen nicht mag, ich mag Gewohnheiten, Rituale, aber keine Sprachlangeweile, lieber Schweigen als immer die gleiche Leier. Meine Tochter sagte: «Mama, was sollen die Leute denken? Wenn ich nicht mehr bei Verstand wäre und sinnloses Zeug reden würde, würdest du mich doch auch noch lieben.»

Das stimmt, denn ich würde mich immer daran erinnern, wer sie war. Meine Erinnerung würde sie mittragen, von der Vergangenheit in die Gegenwart, so hätte ich sie bei mir, mit mir. Wir stünden miteinander in Beziehung. Und vielleicht ist das die Rettung der Liebe, der Ehe, wenn einer dement ist, vielleicht läuft das seelisch-geistig exakt so ab, dass jemand wie Walter seine Phantasie zu Hilfe nimmt, dass er sich erinnert, dass er die Frau, die Ruth über Jahrzehnte war, neu erschafft, dass er die liebe Frau vor Augen hat, die Ruth mit Mitte 60 war, und auch die hübsche und tüchtige Gefährtin mit 20 oder 30. Walter holt Ruth in sein Leben, er rennt ihr bildlich gesprochen in der Realität hinterher, sie ist flüchtig, er fängt sie ein, hält sie fest.

«Ich träume nachts oft von Ruth, dann sehe ich sie vor mir, sie ist die Frau, in die ich mich verliebt habe, ich habe im Traum ein richtiges Liebesleben mit ihr, die Liebe als Geben und Nehmen, wie früher», erzählt Walter und sieht glücklich aus. Wie war Ruth denn früher? «Oh, sie war die beste Frau, die man sich vorstellen kann. Immer gut gelaunt, sie konnte sehr gut zuhören. Meine Freunde haben mich um sie beneidet, viele waren mit Frauen verheiratet, die oft gemeckert haben, die nie zufrieden waren. Wie in dem Märchen von des Fischers Frau. Das kann einem Mann das Leben zur Qual machen. Ruth hatte eine unerschütterliche Zufriedenheit in sich, sie strahlte von innen heraus, das hat mein Leben leicht gemacht. Sie war unkompliziert und gutmütig. Sie war aber auch niemand, den man an der Nase herumführen konnte, sie war kein Schaf, sie wusste, was sie wollte, aber sie hat nie etwas erzwungen oder gefordert. So ist sie in meinen Träumen, gelassen, heiter, klug, lieb, hübsch. Können Sie sich Ruth vorstellen?» Ja, das kann ich. Sie wird durch Walters Traumschilderung vor meinem Auge lebendig.

Ich habe dazu etwas sehr Bedeutsames in einem Aufsatz von Adolf Guggenbühl-Craig gelesen, ein Psychiater, ein Jungianer, der über die Altersliebe geforscht hat und zu dem Ergebnis kommt, dass sich «die tiefste Dimension der Liebe bei alten Menschen oftmals in ihren Träumen ausdrückt, deutlicher als in ihren bewussten Aussagen und sogar deutlicher als in ihren Handlungen».

Nun ist die Liebe zwischen Walter und Ruth eine besondere, weil Ruth dement ist, aber es ist trotzdem eine Altersliebe. Und Guggenbühl-Craigs Aussage gilt ausdrücklich auch dann, wenn das liebende alte Paar durch Gebrechen und Pflege gehandicapt ist, es gilt nicht nur für gesunde alte Liebende. Guggenbühl-Craig findet die Liebe von alten Menschen «irgendwie großartiger und beeindruckender als die Liebe zwischen jungen Menschen, die oft von vielen ästhetischen, biologischen und anderen äußeren Faktoren unterstützt wird. Einer der Vorteile des Alters besteht also darin, dass der alte Mensch oft fähig ist, die wirklich reine totale Liebe voll zu erleben.»

Damit kann ich etwas anfangen, sehr viel sogar. Das entspricht genau meinem Denken über das Alter und über die Liebe. Walter lebt es vor.

Seine Liebe zu Ruth ist rein. Und das, was sie trübt, das klärt sich im Schlaf, die Liebe nährt und regeneriert sich, der Herrgott gibt es den Seinen im Schlaf, heißt es, in diesem Fall die Liebe. Das Unterbewusste sorgt dafür, dass die Liebe bleibt. Das, was Walter am Tag fehlt, träumt er sich dazu oder zurück, er erschafft es sich im Traum, er nimmt es mit in den Alltag. Er trägt es in den Tag, lässt sich davontragen und nimmt Ruth mit. Das ist schöpferisch, das ist gestaltend, das ist verspielt. Verspieltheit gehört zur Liebe mit dazu, ich mach mir meine Welt, wie sie mir gefällt, heißt es bei Pippi Langstrumpf. Walter macht sich und Ruth eine Liebeswelt.

Zum Bausatz dieser Welt gehört auch, dass Walter Ruth jeden Morgen dazu ermuntert, ihr Parfüm zu nehmen. «Ich denke, das hilft ihr irgendwie, dass sie sich für sich selbst anfühlt wie früher, so riecht wie früher, und ich mag den Duft auch so gern an ihr.»

Früher, früher, die wehmutsvolle Erinnerung an die Vergangenheit begleitet Walter jeden Tag, sie belastet ihn, sie inspiriert ihn. «Was ist denn das Schönste, was Sie im Traum mit Ihrer Frau erleben?», frage ich ihn. «In meinen Träumen sind wir wieder beide wirklich zu Hause, Ruth und ich, da hat sie nicht mehr dieses Gefühl der Verlorenheit», antwortet er. Das steckt er nicht einfach weg, dass seine Frau sich nicht mehr geborgen bei ihm fühlt, das nagt an ihm.

Ich habe mit einem Neuropsychiater gesprochen, das Skandieren dieses Satzes «Ich will nach Hause» ist ein Zeichen dafür, dass Demenzkranke völlig verunsichert sind, der Boden ist ihnen unter den Füßen weggezogen. Es ist ja nicht so, als würde das Bewusstsein nicht zwischendurch aufreißen wie ein bewölkter Himmel und der demente Mensch plötzlich begreifen und sich bange fragen: Was geht bloß in mir vor? Ich kann das nachvollziehen. Wenn man älter wird und etwas auf «normale Weise» vergisst, ist man schon in Sorge. Wie vergeht einem dann wohl erst Hören und Sehen, wenn einem wirklich radikal alles entgleitet. Es muss ein unfassbarer Schmerz sein, für einen Augenblick zu verstehen, welche Abgründe einen erwarten, den geliebten Menschen zu erkennen und zugleich akzeptieren zu müssen, dass die Klarheit gleich wieder weg sein wird, dass sie quasi nur kurz in diesem neuen dementen Leben vorbeigeschaut hat. Es hat noch einmal geblitzt: Das Ich hat noch einmal Kuckuck gemacht. Dann ist es wieder dunkel.

«Ich will nach Hause», das bedeutet also: «Ich will in mein altes Leben zurück.» Weil die Demenzkranken sich zu Hause nicht mehr zu Hause fühlen, laufen sie oft weg, um ihr Zuhause zu suchen, und sie sind wütend, wenn man ihnen sagt, dass sie doch zu Hause sind, das wirft sie noch mehr aus der Bahn.

Arno Geiger schreibt: «Und erst Jahre später begriff ich, dass der Wunsch, nach Hause zu gehen, etwas zutiefst Menschliches enthält. Spontan vollzog der Vater, was die Menschheit vollzogen hatte. Als Heilmittel gegen ein erschreckendes, nicht zu enträtselndes Leben hatte er einen Ort bezeichnet, an dem Geborgenheit möglich würde, wenn er ihn erreichte. Diesen Ort des Trostes nannte der Vater Zuhause, der Gläubige nennt ihn Himmelreich.»

Dieser simple Satz «Ich will nach Hause» birgt eine tiefe Tragik, er ist ein Symbol, er mahnt, er macht milde. Wenn man auch nicht weiß, wer spricht, dann weiß man doch, hier spricht ein Mensch, der Angst hat, das rührt einen. Das rührt Walter, das macht ihn sanft.

Man braucht auf diese verdammte Frage eine gute Antwort, das heißt eine sanfte Antwort, überlege ich. Was antwortet Walter? «Am Anfang dachte ich, es gibt Ruth Sicherheit, wenn ich beteuere, dass alles gut ist. ‹Ruth, du Schatz›, habe ich gesagt, ‹du bist doch zu Hause, das ist unser Häuschen, das habe ich für uns gebaut, hier waren wir immer glücklich, unsere Mädchen und wir, komm, wir gehen in den Garten, ich zeig dir die Blumenbeete, die wir zusammen bepflanzt haben.› Das hat sie noch mehr verwirrt, auch wenn ich sie dabei in den Arm genommen und beruhigend auf sie eingeredet habe. Da wurde sie manchmal richtig wütend. Ich versuche jetzt, Ruth dort zu erreichen, wo sie gerade ist, das nennt man Validation, ich habe das in einer Info-Broschüre über Demenz gelesen, eigentlich ein überflüssiges Fremdwort für ein Verhalten, das mir auch von allein eingefallen wäre. Ich würde das einfach Respekt nennen, Respekt kommt von Liebe, ich nehme Ruth ernst. Wenn sie denkt, sie ist nicht zu Hause, fahre ich ihr in keiner Weise über den Mund. Ich sage: ‹Wir gehen in zehn Minuten nach Hause. Ich bring dich hin.› Überhaupt, dieses Fachmännische, das hilft mir gar nicht. Was habe ich alles gelesen, an was man sich beim Umgang mit Dementen halten soll: nicht mehr als zwei Angebote beim Essen zur Auswahl stellen, weil alles andere noch konfuser macht. Den Demenzkranken loben, wenn er etwas richtig gemacht hat, ihn nicht kritisieren, wenn er etwas falsch gemacht hat. Das ist wie in diesen Erziehungsratgebern, wo man genau gesagt bekommt, wie man ein Kind behandelt und erzieht. Demente Menschen erinnern vielleicht manchmal an Kinder, aber sie sind es nicht. Das hilft keinem, das macht einem den anderen nur noch fremder.»

Da haben wir wieder die Sache mit der Kinderassoziation. Walter spricht aus, was ich anfangs gedacht habe, als mir Ruth wie ein Kind vorkam und ich dabei negative Gefühle hatte. Man kommt emotional nicht weiter, wenn man sich im Umgang mit einer dementen Person auf die Vorstellung einlässt, man habe es mit einem Kind zu tun. Der Vergleich mag naheliegen, das schreibt auch Arno Geiger, aber er blockiert, er entschärft weder einen selbst noch die demente

Person. Walter begegnet Ruth weiterhin unbefangen auf Augenhöhe, er könnte auf sie herabschauen, gar nicht, um sie abzuwerten, sondern eben, weil sie, Ruth, ihm auf Gedeih und Verderb ausgeliefert ist, weil sie komplett auf ihn angewiesen ist, aber er macht es einfach nicht. Das ist gut für den Erhalt seiner Liebe. Wenn er etwas nicht versteht, was Ruth ihm sagen will, übersetzt er es, er lernt eine neue Sprache der Liebe. Er passt die Sicht auf Ruth der neuen Lage an, Liebe ist hier bei ihm ein Einlassen, als würde er einen Menschen aus einem Land kennenlernen, dessen Sprache er nicht spricht. Ruth schimpft zum Beispiel manchmal wie ein Rohrspatz, erst dachte Walter, sie hat wirklich etwas auszusetzen. Bis er merkte, mit dem Schimpfen drückt sie ein Bedürfnis aus, sie braucht Aufmerksamkeit. «Dann setze ich mich zu ihr, streichele ihr die Wange», sagt Walter. «Ich versuche einfach, mich in Ruth hineinzuversetzen. Ich sehe die Welt mit ihren Augen. Aber manchmal, manchmal sprechen wir auch noch die gleiche Sprache. Zu den innigsten Momenten gehört, wenn Ruth mich fragt: ‹Liebst du mich?› Ich antworte ihr dann, was ich immer geantwortet habe: ‹Von hier bis zum Mond und zurück.› Das stammt aus einem Buch, aus dem wir unseren Kindern vorgelesen haben. Solche Momente knüpfen an, verbinden, es gibt wiederum andere Momente, wo ich spüre, wie weit entfernt Ruth ist. Einmal hat sie mir morgens mein Brötchen beschmiert, so wie früher, da hat sie jeden Morgen mein Brötchen beschmiert. Nicht weil sie irgendwie untertänig war, sie hat einfach gern verwöhnt, mich, die Kinder. Diese Geste mit dem Brötchen, das hat mich überwältigt. Ich wusste, das ist jetzt ein Lichtblick, aber vielleicht macht sie es das letzte Mal. Da musste ich weinen, da hatte ich das Gefühl, oh Gott, was habe ich verloren, Ruth, ihre Fürsorge, was war sie für eine warmherzige Frau.»

«Ich will nach Hause», sagt sie schon wieder. Walter lacht: «Wie E.T., der wollte doch auch immer nach Hause, mit dem Unterschied, dass Ruth nicht von einem anderen Stern kommt, sondern seit einem halben Jahrhundert meine Frau ist und wir seither zusammenwohnen.»

Walter lacht. Ruth lacht mit. Es ist ganz deutlich zu spüren, dass er sich nicht über sie lustig macht, er erleichtert sich, indem er einen Witz macht. Humor wird als Liebesstimulanz sehr unterschätzt. Ruth sagt oft lustige Sachen, erzählt Walter. Man könne das, was sie sagt, verrückt finden, aber auch lustig. «Sie konnte früher toll Witze erzählen, viele Frauen können das nicht. Jetzt ist es mir egal, ob der Witz Sinn und Verstand hat, ob er überhaupt witzig ist. Hauptsache, wir lachen zusammen, Ruth lacht. Sie ist durch die Demenz oft schlecht gelaunt, jedes Lächeln ist ein Geschenk für mich, jedes Lachen.»

Wenn Walter lacht, hat er ganz viele Fältchen im Gesicht, er sieht Ruth plötzlich ähnlich. Man sagt ja, dass Ehepaare, die lange zusammen sind, sich äußerlich annähern. Nur dass Walter im Gegensatz zu Ruth immer noch lieb aussieht und wie jemand, der bei Verstand ist. Rechtschaffen sieht er aus. Jetzt fällt mir dieses Wort ein, genau, rechtschaffen. So sehen Leute in der Großstadt selten aus, Walter hat ein dörfliches Gesicht, damit meine ich nicht, dass er irgendwie beschränkt oder eingeschränkt wirkt. Er sieht aus wie jemand, der immer in einem überschaubaren Rahmen gelebt hat und mit Beharrlichkeit und Leidenschaft darauf aus war, in diesem Rahmen alles richtig zu machen, weil er sicher war, dass es richtig und falsch gibt. Und seine Ehe mit Ruth, die erschien ihm goldrichtig, erscheint ihm immer noch so. Das ist ihm viel wert. Die Psychologen sagen, dass Angehörige, die gut pflegen können, das heißt hingegeben und mit sich und ihrem Leben zufrieden, ohne das dauerhafte Gefühl der Überforderung, auf ihre inneren Ressourcen zurückgreifen, auf das Schöne, das sie in der Beziehung erlebt haben. Das ist vielleicht so, wie den Rosenkranz herunterzubeten. Walter muss glücklich gewesen sein in seiner Ehe. Er hat ja Ruths Art über den Klee gelobt, ihr Wesen gepriesen, wie würde er seine Ehe beschreiben, das tägliche Miteinander?

«Ich gebe mal meiner Tochter Bescheid, dass sie rüberkommt und mit meiner Frau spazieren geht, dann haben wir mehr Ruhe», sagt Walter. Er telefoniert kurz, zehn Minuten später ist Bea da und geht mit ihrer Mutter vor die Tür, der Wald ist gleich um die Ecke. Ruth wehrt sich kurz, sie will bei Walter bleiben, freut sich dann aber doch über die Abwechslung.

«Vor 50 Jahren, da haben noch viele geheiratet, weil sie mussten, weil ein Kind unterwegs war», sagt Walter. «Romantik hat nicht sonderlich gezählt. Das war bei mir und Ruth anders, das war romantisch. Wir haben beide bei der Post gelernt, sie und ich, dort haben wir unser Leben lang gearbeitet. Ruth wollte das, arbeiten, in der Hinsicht war sie richtig emanzipiert. Sie war meine erste Frau, ich ihr erster Mann. Wir waren beide immer fleißig, wir haben das Haus gebaut, wir hatten und haben ein paar Tiere, einen Hund, Hühner und ein Schwein. Da blieb nicht viel Freizeit. Aber wir haben es uns auch immer behaglich gemacht, jeden Abend gemütlich zusammengesessen mit den Kindern, wir haben die Arbeit im Garten genossen, wir waren zusammen im Gesangsverein, wir sind es noch. Ruth singt sehr gern, und das ist wie eine Therapie für sie. Singen bringt Demente in Kontakt mit sich selbst. Ruth und ich, wir haben uns auf unser Alter gefreut. Zum Reisen hatten wir wenig Gelegenheit und Geld, als wir noch gearbeitet haben. Als wir in Rente gingen, haben wir uns von unseren Ersparnissen ein Wohnmobil gekauft, wir haben ein paar wunderbare Reisen gemacht, davon zehre ich noch heute. Wir hatten viele Pläne. Und dann fing es an mit der Demenz. Daran habe ich am Anfang gar nicht gedacht, dass es Demenz sein könnte. Normale Altersvergesslichkeit, habe ich gedacht. Ich habe gemerkt, wie peinlich es Ruth war, vergesslich zu werden. Sie war doch immer so akkurat in allem gewesen. Ich habe ihr an den Kühlschrank oder an die Badezimmertür kleine Erinnerungszettel geklebt und dafür gesorgt, dass Schlüssel, Geldtasche und Brille immer am selben Ort liegen, das auf eine Weise, dass sie gar nicht merkt, dass ich dahinterstecke. Ich wollte Ruth mit meiner Hilfe nicht unselbständig machen. Ich wollte sie nicht in Verlegenheit bringen. Deswegen habe ich sie geschützt, ihr im gewissen Sinne auch geholfen, ihre Aussetzer zu verbergen, aber es kam natürlich immer häufiger der Gedanke: Irgendetwas stimmt nicht. So ein Gedanke taucht auf, dann verschwindet er wieder, dann kommt er zurück und bleibt. Eines Tages wusste ich, dass Ruth sich untersuchen lassen muss, und kurze Zeit später saßen wir beim Arzt und bekamen die Diagnose. Ich war nicht überrascht, tief im Inneren habe ich das längst geahnt. Ich war vorbereitet. Ich habe gedacht, jetzt musst du Schadensbegrenzung betreiben, nimm ihr nicht alles ab, nimm ihr weniger ab, es bekommt Ruth, wenn sie Aufgaben hat. Ich lasse sie zum Beispiel meistens abwaschen, obwohl wir eine Geschirrspülmaschine haben.»

Walter macht so viel Liebes, er macht die Liebe allein. Was hier mit der Liebe passiert ist, das ist eine Aufgabenverteilung, eine Verschiebung auf den Gesunden. Gibt es noch eine Quintessenz von Liebe, die aus einem Wir hervorgeht, ein Geben und Nehmen aus einer wirklichen Gemeinsamkeit, einem Gemeinsamsein?

Walter sagt fest: «Ich habe mit dieser Frage gerechnet. Ich habe mir vorher überlegt, dass ich Sie Ihnen ehrlich beantworten werde. Schließlich möchte ich all jenen, die auch einen dementen Ehepartner haben, Mut machen.»

Das kenne ich von Rainer – dessen Geschichte ich Ihnen auch erzählen werde –, der seine an multipler Sklerose erkrankte Frau gepflegt hat. Der hatte auch eine direkte Botschaft an die Leser. Die, dass die guten Zeiten nicht vorbei sind, wenn der geliebte Mensch pflegebedürftig wird. Ich bin gespannt, welche Botschaft Walter hat.

«Ich habe ja gesagt, dass mich das alles nicht interessiert, was in den Büchern steht und auf irgendwelchen Infoveranstaltungen über Demenz erklärt wird», sagt Walter. «Aber was mich interessiert hat, war, wie das mit dem Miteinanderschlafen mit einem dementen Menschen aussieht. Darf man das? Meine Frau will das nämlich noch, und ich freue mich darüber. Sie will es sogar noch öfter als früher. Ich habe mich eine Zeitlang geschämt, dass ich dem nachgegeben habe. Ist das freiwillig, habe ich mich gefragt? Ich will sie nicht benutzen, das würde mir das Herz brechen. Manchmal weiß sie nicht mehr, dass wir verheiratet sind. Mit wem schlafe ich da also? Ich habe darüber mit unserem Hausarzt gesprochen, der hat mir die Schuldgefühle ausgeredet. Er hat mir gesagt, dass gerade Demenzkranke oft eine starke Libido haben und dass das in der Öffentlichkeit ein Tabu ist. Doch wenn sich beide lieben, dann ist es ja nicht so, als würde man auf einmal wie die Tiere miteinander verkehren. Der Arzt kennt uns schon lange, der weiß, dass Ruth und ich uns lieben. Und ich habe ihm erzählt, dass das bei uns nie aufgehört hat mit der körperlichen Anziehung, im Gegenteil, das wurde sogar mit den Jahren immer intensiver. Das Körperliche ist für mich in dieser Zeit, wo Ruth mir oft fremd ist, wie ein Zugang zu ihr. Ich fühle mich geliebt, wenn sie sich mir hingibt, das ist für mich nicht nur Sex. Das war früher zwischen uns immer auch eine seelische Sache mit tief in die Augen gucken, das ist jetzt auch noch so, aber nicht immer. Manchmal glaube ich, dass es für Ruth nur Sex ist, aber ich versuche, diesen Gedanken auszuschalten. Gedanken stoppen, verschieben, verdrängen, das ist wichtig für mich, damit ich meine eigene Liebe behalte. Auch wenn Ruth vergisst, dass ich ihr Mann bin, ich weiß es, ich bin ihr ganz nah. Und in den Nächten nach dem Miteinanderschlafen träume ich besonders intensiv von ihr, davon, wie sie war. Das Erotische bringt uns doppelt zusammen, körperlich und seelisch.»

«Sind Sie dann nicht enttäuscht, wenn Sie morgens aufwachen, und Ihre Ruth liegt nicht neben Ihnen, die Ihnen vertraute Ruth, meine ich, die gesunde, die von früher?», frage ich. «Nein, ich bin gestärkt durch unser Zusammensein, ich kann die neuerliche Trennung, die durch das Anderssein von Ruth entsteht, an solchen Tagen viel besser aushalten. Ich möchte das auch anderen Paaren ans Herz legen, die körperliche Liebe zu genießen, gerade wenn sich der Geist verabschiedet. Man findet da einen Punkt, wo man ganz verschmilzt, das ist für mich und auch für meine Frau ein richtiges Elixier, das hilft unserer Liebe, meiner Liebe, wieder auf die Sprünge, das ist bei aller Flucht in meinem Leben meine Zuflucht. Ich bedanke mich jeden Abend für das, was noch möglich ist. Aber irgendwann hilft auch kein Träumen mehr. Irgendwann ist Ruth ganz weg, unwiderruflich. Aber ich bleibe da. Ich habe es versprochen. Ich bin zu Hause.»

EINE GUTE BEZIEHUNG BIS ZUM SCHLUSS

«Alles fing damit an, dass Astrid sich öfters bei mir eingehakt hat», erzählt Rainer, ihr Mann, ihr Witwer. Astrid lebt seit neun Jahren nicht mehr. «Genauer gesagt, Astrid hat noch häufiger nach meinem Arm gegriffen als sowieso schon», fügt Rainer hinzu. «Wir sind nämlich meistens eingehakt gegangen, auch als frisch Verliebte, da waren wir noch keine zwanzig. ‹Wir sind wilde Punks und gehen wie gemütliche alte Leutchen›, hat Astrid gesagt und gelacht. Dass wir Punks sind, das war nicht ganz ernst gemeint, wir liebten diese Musik, wir gingen oft auf Konzerte. Wir hatten ein Faible für schwarze Lederjacken, wir haben die gesammelt, wir waren viel auf Flohmärkten unterwegs, sind dafür extra nach London geflogen. Und uns hat die Idee der Anarchie gefallen, sie ist ein kreativer Gegenentwurf zu unserer Gesellschaft, die wir spießig fanden, verkrustet, ungerecht. Wir waren eine Mischung aus Punk und Hippie. Unsere Liebe hatte gewissermaßen einen ideologischen Überbau. Aber man darf sich uns nicht so vorstellen, dass wir mit einer Flasche Bier am Bahnhof gesessen und Passanten gefragt hätten, haste mal 'ne Mark.»

Astrid ist an den Folgen der schwerwiegendsten Form von multipler Sklerose gestorben, die sehr selten auftritt. Sie verläuft primär-progredient, das heißt nicht in Schüben, sondern kontinuierlich und rapide. «Es geht bergab», sagt Rainer. «Vom ersten Tag an.»

Multiple Sklerose ist eine chronisch-entzündliche Erkrankung des zentralen Nervensystems. Während sich bei den meisten der Patienten die Beschwerden wie Gehstörungen, Sehschwäche oder Müdigkeit nach einer Weile vollständig oder zumindest teilweise zurückbilden, es also beschwerdefreie Phasen gibt, ist die Form der Krankheit, unter der Astrid litt, früher oder später mit starken bleibenden Behinderungen verbunden. Wenn die multiple Sklerose beginnt, ist meist nicht eindeutig feststellbar, welcher Verlauf dem Patienten bevorsteht. Zunächst ähneln sich die Symptome der leichteren und der schweren Variante. Rainer: «Ärzte haben mir gesagt, dass es Monate oder sogar ein bis zwei Jahre dauern kann, bis klar ist, auf welchen Krankheitsverlauf man sich einrichten muss. Die Suche nach der exakten Diagnose ist mit der Suche nach den Teilen eines Puzzles vergleichbar. Deshalb nennt man multiple Sklerose auch die Krankheit mit den 1000 Gesichtern.»

Ich habe im Rahmen der Recherche für dieses Buch mit vielen Menschen gesprochen, die sich damit befassen mussten, wie lange die Krankheit und die Pflege ihres Partners dauern wird – im Idealfall, im schlimmsten Fall, ob es Aussicht auf Heilung gibt oder nicht. Wie bitter die Prognose auch sein mag, jeder Liebende wird von Hoffnung auf Besserung getragen, wenn sein Partner erkrankt, und davon, dass beide, der Gesunde und der Kranke, sich gegenseitig ermutigen. Dazu muss die Krankheit aber greifbar sein, sodass man sich an ihren Koordinaten durch besondere Krisen hindurchhangeln kann. Wissen kann ein großer Trost sein. Mit einer Krankheit wie multipler Sklerose, die schwer fassbar ist, erlebt man besonders intensive und kräftezehrende Höhen und Tiefen, schwankt extrem zwischen Hoffnung und Resignation. Die Unsicherheit, was die Diagnose angeht, muss eine echte Herausforderung gewesen sein für die Beziehung von Astrid und Rainer.

Ich kenne beide aus meiner Studienzeit, wir waren Freunde. Rainer wohnt jetzt in Wuppertal, wir hatten uns aus den Augen verloren. Als ich mich in meinem privaten Umfeld nach Menschen umhörte, die mir ihre Geschichte erzählen könnten, sagte mir jemand: «Wende dich an Rainer. Er hat Astrid 11 Jahre lang gepflegt. Wusstest du das?» Ich wusste es nicht. Ich war skeptisch, ob Rainer mit mir sprechen würde, er ist sehr zurückhaltend, kein Mann des Wortes, eher ein Mann der Tat. Rainer spielt brillant Schach, er macht auf dem Brett wie im Leben einen Schritt nach dem anderen. Er denkt gründlich nach, er lässt sich Zeit, dann zieht er. Er geht nach vorn. Er ist nicht zögerlich. Rainer ist einer der klügsten und klarsten Menschen, die ich je kennengelernt habe. Das passt zum Pflegen, dachte ich. Rainer würde es tun oder eben nicht tun, ganz entschieden und ohne Tamtam. Wenn ich ihn mir vor Augen rufe, würde ich sagen, er würde es tun.

Als ich ihn fragte, ob wir reden können, hat er sofort gesagt, ja, das machen wir, ich besuche dich in Hamburg, ich bin inzwischen Rentner und habe Zeit.

Er hatte keine Ahnung, auf was er sich einlässt. Wir haben etliche Gespräche geführt, bis ich Astrids und Rainers Geschichte gesehen habe wie einen Film, bis sich für mich aus all den kleinen Geschichten die eine große zusammengesetzt hatte. Gehen wir zum Anfang der Geschichte, wie war das, als Astrid anfing, krank zu werden?

«Eine Zeitlang haben wir uns keine Sorgen gemacht», sagt Rainer. «Das erste Anzeichen bei Astrid war ein merkwürdiges Gefühl in den Beinen, eine Art von Unruhe. Wegen dieser Unsicherheit beim Gehen hat sie sich mehr bei mir eingehakt. Ich habe das genossen, ich habe keinen Gedanken daran verschwendet, dass Astrid ernsthaft etwas fehlen könnte, sie auch nicht. Sie war kurzsichtig, sie konnte schlechter sehen, ihre Vermutung war, dass sie deshalb wackelig auf den Beinen war. Sie sagte: ‹Ich habe das Gefühl, ich schaue durch eine Milchglasscheibe. Ich glaube, ich brauche eine neue Brille.›»

Astrid bekam eine neue Brille, die Symptome blieben. «Wir haben gedacht, das geht vorbei», sagt Rainer. «Astrid und ich, wir hatten Vertrauen in die Selbstheilungskräfte des Körpers, wir sind nie gleich zum Arzt gerannt, wenn es mal hier oder da gezwickt hat. Ich hatte keine Angst, dass Astrid schwer krank sein könnte, sie war damals 43, sie erschien mir wie eine sehr junge Frau, innerlich wie äußerlich. Ich sehe sie noch heute vor mir, lange schwarze Haare, wie eine

Madonna exakt gescheitelt, ungeschminkt, sie hat eine ihrer schwarzen Lederjacken an, dazu Jeans und Stiefeletten, die Hände in den Hosentaschen, auf der einen Seite weiblich, was ihr Aussehen angeht, dezent sexy, auf der anderen Seite, was ihre Ausstrahlung, ihren Auftritt betrifft, fast androgyn. Astrid war cool, es waren die 80er Jahre, Punk, New Wave, Astrid war für mich eine private Ikone dieser Zeit. Sie erinnerte mich an die Musikjournalistin Julie Burchill. Ich habe mich in Astrid verliebt, weil sie souverän war, unabhängig, emanzipiert, eine starke Frau, die sich nicht um Konventionen scherte. Das hat mich unglaublich angezogen. Astrid hat als Sozialarbeiterin in einem Jugendheim gearbeitet, das war genau ihr Ding. Sie ist darin aufgegangen, dass sie durch ihre Arbeit quasi ihre Jugend verlängern konnte. Wenn sie mit den Jugendlichen kickern konnte, war sie glücklich und die Jugendlichen auch. Sie wollte nicht erziehen. Mit Autoritäten und dem normalen Erwachsensein, mit Unterordnung und Anpassung und oberlehrerhaftem Verhalten hatte sie nichts im Sinn. Das hat uns total verbunden. Wir zwei gegen den Rest der Welt, alles hinterfragen, was man als gegeben serviert bekommt. So etwas wie eine klassische Karriere mit Nach-oben-Boxen wäre für uns nie in Frage gekommen. Ich habe freie Kunst studiert, später Graphikdesign, irgendwie muss man ja sein Geld verdienen. Erst habe ich in einer Werbeagentur gearbeitet, später dann von zu Hause aus. Das war ein Glück, so konnte ich rund um die Uhr für Astrid da sein.»

«Wie würdest du eure Liebe beschreiben?», frage ich

Rainer. Wie aus der Pistole geschossen antwortet er: «Wir waren Komplizen. Astrid war meine Frau und mein bester Freund.»

Rainer lächelt ein feines Lächeln, ich sehe ihm an, dass er gerade an die Liebe denkt, an Astrid. Er erinnert sich. Er lächelt nicht nur fein, er sieht allgemein fein aus, schmale, zarte Züge, schlank, fast zierlich, wie ein britischer Gentleman. Es fehlt alles Grobe, dennoch wirkt er nicht ätherisch-unmännlich, er sieht aus wie einer, der genau weiß, was er will. Rainer ist jetzt 63 Jahre alt, er kam mir zu unseren Jugendzeiten nicht wie ein Punk vor, jetzt erst recht nicht, obwohl er immer noch eine schwarze Lederjacke trägt. Mir fällt ein, die beiden hatten auch knallrote Lederjacken, Astrid und er, Partnerlook. Partner in jeder Hinsicht.

Ich habe Astrid und ihn ein bisschen beneidet um ihre Beziehung, sie waren wirklich ein ungewöhnliches Paar, unzertrennlich, wie seelisch zusammengeschmiedet. Dabei haben sie nicht ständig in der Öffentlichkeit herumgeknutscht, sich ineinander verknäult und lautstark «Schatzi» oder «Liebling» zueinander gesagt, wie viele Paare es tun, die sich rufen, wie manche ihren Hund rufen, demonstrative Besitzanzeige. Bei diesen Schatzi-Paaren hat man das Gefühl, sie möchten es einem mit dem Zaunpfahl zeigen: Schaut her, der hier oder die hier gehört mir, nicht nähern oder anfassen. Wer so agiert, der hat ja in Wahrheit Angst, dass ihm der geliebte Mensch wegläuft oder weggenommen wird.

Ich erinnere mich noch gut daran, dass Astrid und Rainer stets eingehakt gingen, das fiel auf. Sie kamen einem wie Eheleute vor, obwohl es noch keine Ehe gab. Sie erschienen mir absolut einvernehmlich. Ich dachte bei Astrid und Rainer oft an Yoko Ono und John Lennon, die sich in ihrer Gesellschaftskritik und in ihrem politischen Engagement einig waren.

Als all unsere Freunde anfingen, Familienpläne zu schmieden, blieben Astrid und Rainer unverheiratet. Kinder wollten sie nicht, die Liebe staatlich besiegeln zu lassen, das lag außerhalb ihrer Vorstellungskraft, zunächst jedenfalls, später haben sie geheiratet, sie sind die einzigen, die ich kenne, die tatsächlich rein aus steuerlichen Gründen geheiratet haben, ohne jede romantische Verbrämung. Trotzdem würde ich diese Ehe eine echte Liebesehe nennen.

Es erscheint mir logisch, dass die Individualistin Astrid sich lieber auf sich selbst verlassen hat oder auf Rainer und eine Weile auf unsicheren Beinen durchs Leben ging, anstatt gleich einen Arzt aufzusuchen.

Erst nach ein paar Monaten mit Beschwerden hat sie einen Termin beim Neurologen gemacht, erzählt Rainer. Eine Kollegin hatte ihr gesagt, dass das Kribbeln in den Beinen ein Zeichen für multiple Sklerose sein könnte. So sei das bei ihrem Bruder gewesen. Zum ersten Mal fiel dieses Wort: multiple Sklerose.

Es klingt platt, aber es ist so: Für Rainer ist der Tag der Diagnose präsent, als wäre er gestern gewesen, obwohl er zwanzig Jahre zurückliegt. Es ist der Tag X in der Beziehung. Rainer wartet im Auto auf Astrid, während sie in der Praxis ist, um das Ergebnis der Untersuchungen zu erfahren. Sie wollte allein mit dem Arzt reden, sagt Rainer. Er hört Musik, die Band «The Fall», die Lieblingsband der beiden. Dann öffnet Astrid die Autotür, setzt sich, schaut ihren Mann an und sagt: «Ich habe multiple Sklerose.» Sie kommt Rainer fast froh vor. Er sagt: «Sie war erleichtert, dass sie endlich wusste, was mit ihr los ist. Der immer stärker werdende Gegner hatte eine Gestalt bekommen, einen Namen. Ich war am Boden. Ich wusste nichts über diese Krankheit, aber ich hatte gleich schreckliche Bilder im Kopf, ich hatte Angst. Ich sah zum Beispiel Astrid im Rollstuhl. Ich dachte in dem Moment gar nicht, dass ich das nicht aushalten könnte. Aber ich wusste, dass das für sie mit ihrem Freiheitsdrang eine ganz furchtbare Fessel wäre. Nachdem der erste Schrecken abgeflaut war, kam mir ein starker Gedanke: Jetzt können wir den Kampf gegen den Gegner aufnehmen, Astrid und ich. Wir gegen den Rest der Welt, jetzt eben als Team gegen diese bekloppte Krankheit. Ich hatte zu dem Zeitpunkt noch gar nicht das Gefühl, ich muss Astrid beschützen, sie erschien mir gesund, bis auf die wackeligen Beine war alles wie immer. Wir waren auf Augenhöhe. Es war ein zweiter Schlag für mich, als wir nach ein paar Monaten damit konfrontiert wurden, dass es sich um diese besonders heftige Form von multipler Sklerose handelt, dass es aus schulmedizinischer Sicht keine Therapie dagegen gibt. Gott sei Dank hatten wir einen Hausarzt, der anthroposophisch gedacht und behandelt hat. In den kommenden Wochen haben wir alles probiert, was die alternative Medizin zu bieten hat: Homöopathie, Globuli, energetisches Wasser, Akkupunktur. Wir haben einen Wünschelrutengänger kommen lassen, damit er die Energiefelder in der Wohnung bestimmt. Wir haben das Bett umgestellt. Und während wir das alles taten, wurden die Symptome immer heftiger, schon wenige Wochen nach der Diagnose riet uns der Arzt, einen Antrag auf Schwerstbehinderung und Berufsunfähigkeit zu stellen. Das haben wir getan, und dann war zunächst Ruhe. Kann man das nachvollziehen? Die Diagnose hatte uns wie eine Naturkatastrophe getroffen, wir waren wie aus dem Nest geworfen. Aber in unserem Alltag hatte sich noch nichts Wesentliches verändert, insofern heilte die Wunde erst einmal, wir überwanden den Schock. Astrid hatte Gleichgewichtsstörungen, sie konnte nicht gut sehen, sie war häufig müde, es begann auch langsam das Problem mit der Blase, Inkontinenz ist ein Symptom der Muskelschwäche, die durch die Krankheit entsteht. Doch für uns war das Zusammenleben durchgängig im grünen Bereich, im Glücksbereich. Wir lebten wie vorher, ich arbeitete in meinem Arbeitszimmer, wir kochten gesunde Sachen, viel Fisch, das soll entzündungshemmend wirken, wir verzichteten auf Fleisch. Wir lebten bewusster als vorher, wir liebten uns auch bewusster als vorher, eine Fragilität war schließlich durch die Diagnose da, das Wissen darum, dass in Astrid eine Krankheit schlummerte, die mehr und mehr zum Ausbruch kommen würde. Wir gingen spazieren, wir gingen in Konzerte, ins Kino. Alles wie gehabt. Wir haben schließlich vor der Krankheit auch kein Leben auf der Überholspur geführt, Stress im Job, Party, Sport,

Hobbys, schneller, höher, weiter, das war nicht unser Programm. Wir haben immer ruhig und zurückgezogen gelebt, mit unserer Katze, mit wenigen Freunden. Dieses beschauliche Leben hatten wir weiterhin. Wir waren mit der Krankheit beschäftigt, doch sie bestimmte uns nicht. Im Nachhinein würde ich sagen, dass die Zeit in meinem Leben noch nie so schnell vergangen ist wie damals. Ich habe Tagebuch geführt, ich habe aufgeschrieben, wie es Astrid geht, in welchen Etappen die Krankheit verläuft. So kann ich ziemlich exakt sagen, wann das begann, was ich Pflege nennen würde. Ein Jahr nach der Diagnose konnte Astrid wirklich kaum noch allein gehen, es war für sie schon schwer, vom Haus zum Auto zu kommen, wenn ich sie zum Arzt gefahren habe. Was ich in dieser Phase für Astrid getan habe, das war Begleitung, Unterstützung, ich würde das nicht als Pflege bezeichnen. Das ist übrigens eine Frage für sich, wo fängt Pflege an, wo hört sie auf? Da gibt es zum einen die Kriterien, die die Krankenkasse festsetzt, und dann gibt es den Maßstab, den die Betroffenen anlegen. Am Ende hatte Astrid Pflegestufe 3. Astrid und ich haben nie darüber gesprochen, ob sie jetzt ein Pflegefall ist, man muss auch mit jemandem, mit dem man vertraut ist und den man liebt, über so etwas nicht sprechen, finde ich. Ich hätte nie zu irgendeinem Menschen gesagt, ich pflege meine Frau, ich habe es nicht einmal gedacht. Was Astrid anging, war für sie der Rollstuhl die Zäsur, er war die Schreckensvision für sie, eine Grenzlinie in ihrem Nachdenken über den Verlauf der Krankheit. Der Rollstuhl bedeutete für sie das Ende ihrer Autonomie. Im

Jahr 2000 war die Expo-Ausstellung in Hannover, wir wollten unbedingt hin, aber wie sollte sich Astrid dort bewegen? Wir haben uns dann auf dem Messegelände einen Rollstuhl ausgeliehen, und da hat Astrid mit diesem Ding wider Erwarten eine ganz andere Erfahrung gemacht, eine positive, sie fühlte sich damit frei. Trotzdem würde ich sagen, dass das eine Zäsur war, dass wir von diesem Moment an auf etwas zugesteuert sind, was unsere Beziehung, unsere Liebe, veränderte. Wir waren physisch nicht mehr auf Augenhöhe, Astrid war auf mich angewiesen.»

«Und was hat das bei dir ausgelöst?», möchte ich von Rainer wissen. «Ich hatte das tiefe Bedürfnis, ihr zu helfen, ihr das Leben leichter zu machen, das aus vollstem Herzen. Ich habe keine Sekunde daran gezweifelt, dass ich das will und kann. Da war so etwas wie ein Kompass in mir, der mir gezeigt hat, wo mein Weg ist.»

Dieser Kompass, von dem Rainer hier spricht, ist nach dem Mitleid ausgerichtet, Mitleid in Form von Anteilnahme und Respekt vor dem Leid von Astrid. Es ist kein Mitleid, dass sie wegen ihrer Schwäche kleiner macht und Rainer erhöht, und keines, dass Rainer gefühlsduselig werden lässt, weil er sich quasi eins zu eins mit Astrid identifiziert und sich dabei noch selbst bemitleidet.

Wie Max Scheler, der Philosoph der Mitleidsethik, sich das ideale Mitleid vorstellt, leidet Rainer zwar mit, er fühlt sich in die Situation seiner Frau ein, er bleibt aber auch bei sich. Nur so hat er die innere Freiheit, die Neugewichtung seiner Ehe zu akzeptieren und zu tun, was getan werden muss in dieser Situation: Helfen, unterstützen, trösten, pflegen, lieb sein.

Rainer hat gesagt, dass Astrid seine Frau war und zugleich sein bester Freund. Hier kristallisiert sich heraus, dass die freundschaftliche Liebe zu Astrid, die Philia, wie Aristoteles sie in der Nikomachischen Ethik definiert hat, die Beziehung des Paars mehr und mehr bestimmte und den anderen Teil, das Geschlechtliche, verdrängt.

Rainer erinnert sich: «Es war nicht so, dass sich von heute auf morgen der komplette Alltag verändert hätte, ich bin Stück für Stück in die Rolle des Pflegenden hineingewachsen, wobei ich mich eben gar nicht als Pflegenden verstanden habe. Das klingt distanziert. Ich war Astrids Mann, ich habe sie geliebt, und ich habe mich um sie gekümmert. Wir mussten uns beide verändern, wir mussten unsere Wohnung, an der wir sehr hingen, aufgeben. 2001 sind wir umgezogen in eine Erdgeschoss-Wohnung. Wir konnten nicht mehr viel raus, die Spaziergänge entfielen, die Ausflüge. Inkontinenz wurde mehr und mehr Thema, Astrid war am liebsten zu Hause. Bis 2005 konnte sie noch ihre Hände bewegen, danach habe ich sie gefüttert. Es ging, wie gesagt, Stück für Stück, dass ich mehr gefordert war. Ich habe getan, was ich tun musste und wollte. Das war meine Aufgabe, solidarisch sein mit Astrid, sie nicht im Stich lassen. Ich war ganz pragmatisch, ohne Drama, ohne große innere Kämpfe. Ich war stoisch. Es war, wie es war. Astrid hatte keine Angst, dass ich sie verlasse, sie hat aber auch nicht erwartet, dass ich sie pflege. Ich kann mich nur wiederholen, es war, wie es war. Es waltete die normative Kraft des Faktischen, einer unserer Lebensgrundsätze, als Astrid noch gesund war, ein cooler Spruch, der kam nun zum Tragen. Wir haben uns beide nicht gefragt, warum ich, warum wir. Wir haben keine Opferrolle eingenommen. Es war, wie es war. Die Liebe zu Astrid wurde nicht kleiner, sie veränderte sich. Sie wurde mehr wie die Liebe zu einem Kind.»

«Was ist denn Liebe allgemein für dich, Rainer? Hast du eine Theorie?», frage ich ihn. «Oh ja, ich habe ein paar Semester Philosophie gehört und mir viele Gedanken über die Liebe gemacht. Ich versuche mal, die partnerschaftliche Liebe zu beschreiben, also die, die eine sexuelle Komponente hat. Erst ist die Verliebtheit da, die entsteht durch die erotische Anziehung, die schafft ein Spannungsfeld. Zu der Zeit kennt man sich noch gar nicht richtig. Wenn man diese Phase überstanden hat, kann Liebe entstehen. Liebe ist Erkennen, Anerkennen. Liebe ist für mich durchaus rational. Zugleich ist sie ein Geheimnis, sie ist von der materiellen Welt losgelöst. Wenn Liebe da ist, bleibt sie präsent. Sie speist sich immer wieder neu aus der Existenz des Gegenübers. Nützlichkeit, Sinnhaftigkeit spielen keine Rolle.»

Chapeau! Wie kann man so vorausschauend denken, wenn es doch um angeblich so unberechenbare Gefühle geht, die einen überwältigen und planlos machen. «Ungedeihliche Gewalten» nennt Goethe diese emotionalen Stürme in den «Wahlverwandtschaften», die Ehe sei die Form, die diese Gewalten zähmt. Wenn Ehe Liebe ist, dann stimmt das. Wenn man die Verliebtheit überstanden hat, kann Liebe entstehen. Rainer ist ein philosophischer Kopf. Wer sagt denn heutzutage schon, dass man die Verliebtheit «überstehen» muss? Gemeinhin können die Menschen von dieser Phase nicht genug kriegen, Verliebtheit und Liebe werden gern verwechselt, Schmetterlinge im Bauch, nicht essen und nicht schlafen können, verrückt sein vor Liebe, Arbeit und Freunde vernachlässigen. Ich persönlich finde diese rauschhafte und anstrengende Zeit auch weniger ersprießlich als jene, in der die Liebe beginnt, die Liebe, die wie ein ruhiger Fluss ist.

«Ist Liebe im Vergleich zur Verliebtheit nicht eher eine langweilige Zeit?», frage ich noch einmal nach. Rainer schüttelt den Kopf. «Nein», sagt er, «im Gegenteil, man kommt in der Liebe zu sich selbst, in der Verliebtheit vergisst man sich dagegen. Und wenn ich in der Liebe bin, ganz bei mir, dann bin ich innerlich groß, dann kann ich geben.»

Wenn es um die Pflege von Eltern geht, sprechen die Psychologen davon, dass die Kinder die filiale Reife brauchen, damit sie Vater oder Mutter auf eine erwachsene, das heißt auf eine vom ursprünglichen Abhängigkeitsverhältnis losgekoppelte Weise pflegen können. Das geht nur, wenn sie die Enttäuschungen und Verletzungen aus ihrer Kindheit überwunden haben. Vielleicht taugt die filiale Reife auch als Entwicklungsstand für eine Partnerschaft. Muss man, wenn man jemanden pflegt, nicht auch im Reinen sein mit der Vergangenheit? Bestimmt hat Rainer mit Astrid Enttäuschungen erlebt, Konflikte, Ungerechtigkeiten, das bleibt nicht aus. Rainer trägt ihr aber nichts nach, täte er das, hätte er nicht so hingebungsvoll pflegen können. Hat er liebevoll gepflegt, weil er ein Mann ist? Ich habe mich für dieses Buch mit der interessanten Studie «Männer in der Angehörigenpflege» befasst. Pflege ist längst keine Frauensache mehr, wie viele immer noch annehmen. Jeder dritte Pflegende ist ein Mann. Und laut der Studie fühlen Frauen sich eher zur Pflege des Partners verpflichtet, pflegende Männer übernehmen diese Aufgabe in der Regel aus Liebe. Ein überraschendes Ergebnis, das die gängigen Geschlechterklischees karikiert. Rainer hat auf alle Fälle aus Liebe gepflegt, davon bin ich überzeugt. Aber ob das daran liegt, dass er ein Mann ist? Ich würde sagen: Er ist sehr human. Er hat seine Menschlichkeit ausgebildet. Dieser Prozess vollzieht sich unabhängig vom Geschlecht.

Ich frage Rainer, und es fällt mir nicht leicht, das zu fragen: «Wie war das für dich, als Astrid immer unselbständiger wurde? Wie weit ging das, konnte sie irgendwann nicht mehr allein auf die Toilette?»

«Ich weiß, worauf du hinauswillst», sagt Rainer. «Ja, es kam der Tag, an dem ich Astrid eine Windel angelegt habe und eine volle Windel abgenommen und entsorgt habe. Du willst wissen, wie sehr ich mich überwinden musste. Richtig?» Ich nicke. «Ja, ich hatte am Anfang eine innere Sperre, ich habe mich nicht geekelt, das Wort ist zu schlimm, aber einen heftigen Widerwillen habe ich verspürt, wie ein Impuls, der mir gesagt hat: ‹Nein, das kannst du nicht, das geht nicht.› Der hat aber nicht lange angehalten, auch dieser Teil der Pflege wurde schnell zur Routine. Es musste halt einer machen, und das war ich. An der Stelle kann man gut sehen, wie eine veränderte Realität die eigene Grenze, was ‹normal› ist, verschiebt, wenn man sich darauf einlässt. Wenn es da keinen Energiezufluss aus der Quelle der Liebe gibt, ist das sicher ein Punkt, an dem die Beziehung zerbrechen kann.»

Das habe ich mir schon gedacht: dass wir nur im Vorfeld mutmaßen, dass das ein Ding der Unmöglichkeit ist, den Partner zu hegen und zu pflegen wie ein kleines Kind mit allem Drum und Dran. Im Ernstfall gelingt das fast immer überraschend gut. Das kommt von der Liebe, man möchte einfach helfen. Vielleicht gibt es da einen Moment der Irritation, aber der wird quasi von der Liebe übersprungen. Das habe ich von allen Pflegenden gehört. Nie hat einer gesagt, ich konnte nicht pflegen, weil ich mich geekelt habe. Die Überlastung und die Erschöpfung sind meistens psychisch.

Bis hierhin klingt es, als sei Rainer eine Art Heiliger, den nichts anficht, das ist er natürlich nicht. Auch er ist psychisch an sein Limit gekommen, hat sich manchmal überfordert gefühlt, überlastet, ausgelaugt. Ich frage ihn, wie er damit umgegangen ist. Wurde er wütend, wurde er laut, anklagend? «Nein, wenn ich kraftlos war, habe ich mich zurückgezogen. Ich habe es nie nach außen getragen. Ich hatte nie Aggressionen, ich war frustriert. Eines Tages merkte ich, ich muss hier mal raus, ich habe Astrid in die Kurzzeitpflege gegeben. Ich bin dann mit unserem Wohnmobil losgefahren, einfach ins Blaue, zwei Wochen lang, ich war am Meer. Ich habe die Seele baumeln lassen. Womit ich bei der Abreise gar nicht gerechnet hatte: Nach ein paar Tagen schon hatte ich Sehnsucht nach Astrid. Das hat man nur, wenn man richtig liebt. Ich dachte wehmütig daran, dass die Tage mit Astrid gezählt sind. Wir sprachen nie über das Sterben, ich wusste, dass sie nicht alt werden würde, dass sie an dieser Krankheit sterben würde. Als ich allein am Meer saß, war ich überwältigt davon, wie wenig ich mir ein Leben ohne sie vorstellen konnte. Und als ich dann nach Hause fuhr, war ich richtig aufgeregt, ich war froh, dass ich Astrid noch hatte, dass sie lebte, dass sie atmete. Wir hatten viele glückliche Momente, der gute Teil der Liebe war nicht vorbei. Sehnsucht ist ein guter Teil, sie ist ein Grundbaustein der Liebe. Ich kann nicht beurteilen, wie das ist, wenn jemand sich komplett verändert hat, wenn jemand dement ist zum Beispiel. Dann ist er ein anderer Mensch, kann man sich dann noch aktuell nach ihm sehnen? Nach der Vergangenheit kann man sich sehnen. Vielleicht möchte man dann aus der Gegenwart fliehen. Ich verurteile das nicht. Ich möchte überhaupt klarstellen, dass ich hier meine persönliche Geschichte erzähle, von meiner Liebe, ich würde nie anderen Menschen vorschreiben, dass sie Liebe und Pflege genauso erleben müssen, jeder muss das selbstbestimmt für sich entscheiden. Astrid jedenfalls war Astrid, ich hatte keine wirklichen Probleme mit meiner Liebe. Ich habe mich für Astrid entschieden und nicht für die Situation. Ich bin auch nicht in eine Angehörigengruppe gegangen, um mir Zuspruch zu holen, das brauchte ich alles nicht. Ich bin deshalb kein edlerer Mensch. Klar, als Astrid nur noch im Bett gelegen hat, nichts mehr erlebte, hatte sie wenig zu erzählen, sie war ab diesem Zeitpunkt anders als früher, sie war zum Beispiel nicht mehr ironisch. Doch das, was ihr Wesen ausgemacht hat, war noch da. Wir hatten etwas voneinander. Wir haben uns mitten in dieser Naturkatastrophe der Krankheit auf eine Insel retten können. Irgendwann wollte sie sich ihre langen Haare abschneiden, da lag sie schon ständig im Bett, es war zu kompliziert mit den langen Haaren. Ich habe mir kurzerhand eine Friseurschere gekauft und Astrid eine Art Bob geschnitten. Ich war erstaunt, dass ich das hingekriegt habe. Das habe ich als Bereicherung empfunden, dass ich immer wieder über mich selbst hinausgewachsen bin, dass ich Dinge getan habe, von denen ich nicht geahnt habe, dass ich sie kann. Als Astrids Haare langsam grau wurden, habe ich mich auch damit befasst, ihre Haare zu färben. Einmal die Gebrauchsanweisung gelesen, der Drops war gelutscht. Astrid saß in der Wanne, ich habe ihr die Farbe aufgetragen, das waren innige Momente, zärtliche. Sie hat mich mit Wasser nass gespritzt. Fröhlich sein, übermütig, das ging alles, auch als Astrid immer schwächer wurde. Manchmal haben wir uns zusammen in das Pflegebett gelegt und gekuschelt. Das Bett haben wir 2005 angeschafft, damit Astrid sich nicht wund liegt. Wir haben da aneinandergeschmiegt gelegen und aus dem Fenster geschaut, Sonne, Regen, Wolken, Schnee, wir haben das Wetter beobachtet, den Regentropfen zugehört, wenn welche ans Fenster prasselten, und dabei geschwiegen. In den Momenten haben wir unsere Liebe gelebt. Wir haben unsere Beziehung gepflegt, obwohl Astrid ein Pflegefall war, Liebespflege in der Pflege. Wir haben aber nicht mehr in einem Bett geschlafen. Das Pflegebett war irre laut, ich habe nachts kein Auge darin zugemacht. Dieser Koloss war wie ein Symbol für eine grundlegende Veränderung im Zusammensein von Astrid und mir. Das Pflegebett hat besiegelt, was schon Jahre vorher angefangen hat, Intimität, Sexualität waren nicht mehr möglich. Das Physische hatte sich so sehr verändert, dass es einfach keine Resonanz mehr bei Astrid gab. Sie hat nicht gespürt, wenn ich sie angefasst habe. Es war wie ein Feuerzeug, das man angemacht hat, das aber nicht brannte. Ich habe damit nicht gehadert, ich war erst traurig, dann habe ich das angenommen. Das Sein bestimmte mein Bewusstsein. Lust braucht doch ein Gegenüber, das war nicht mehr da. Dadurch ist auch mein Begehren für Astrid erloschen. Natürlich gibt es davon abgekoppelte sexuelle Bedürfnisse. Wir haben kein Wort darüber verloren, aber ich wusste: Astrid würde es verstehen, wenn ich mir eine Frau suchen würde, mit der ich diese Bedürfnisse ausleben kann. Für uns war Treue immer sehr wichtig. Aber das war quasi in einem anderen Leben, in einem anderen Lieben. Einmal bin ich aus dem Haus, ich wollte einkaufen, da hat sie mich nachdenklich angeschaut und gesagt: ‹Wenn du jemanden kennenlernst, dann müsst ihr mich mitnehmen, ja?› Sie hat mich quasi aus dem Treueversprechen entlassen und mir die Erlaubnis gegeben, mit einer anderen Frau zu schlafen, und mich zugleich gebeten, bei ihr zu bleiben.»

Auch das ist im Horizont einer sich verändernden Liebe möglich: dass ein eherner Grundsatz wie das Verhältnis zur Treue auf neue Pfeiler gestellt werden kann. Aus Liebe!

«Wie hast du reagiert?», frage ich Rainer.

«Ich habe dazu nichts gesagt, das tat nicht not. Ich hätte Astrid nie verlassen. Irgendein Techtelmechtel hätte daran nichts geändert. Nichts hat irgendetwas an unserer Liebe geändert, auch nicht multiple Sklerose. Ich habe keine Frau getroffen, die eine Spur von Begehren bei mir ausgelöst hätte. Es ging nicht um die Einhaltung einer moralischen Pflicht, ich musste mich nicht zur Treue zwingen. Es ging darum, dass Astrid nicht ersetzbar war, dass ich mein Begehren am Ende des Tages doch ausschließlich mit ihr verbunden habe. Alle anderen Frauen ließen mich kalt, ganz einfach. Ja, es war wirklich einfach. Ich würde heute im Nachhinein sagen, dass alles irgendwie einfach war, diese ganzen 11 Jahre waren es, in dem Sinne, dass es für mich selbstverständlich war, für Astrid da zu sein. Ich musste mich nicht dazu überwinden, nicht verbiegen, zu nichts zwingen. Aber ich weiß ganz sicher, dass ich das kein zweites Mal tun könnte, jemanden pflegen. Ich kann heute kaum hinsehen, wenn ich einen Menschen im Rollstuhl sehe, es zieht mir das Herz zusammen. An dieser Dünnhäutigkeit kann ich erkennen, dass mich die Pflege wohl unendlich viel Kraft gekostet haben muss, obwohl ich das nie so empfunden habe. Ich habe das gern gemacht. Ich hätte es auch noch länger geschafft.

Eines Morgens kam ich in Astrids Schlafzimmer, wie

jeden Morgen. Sie sah aus, als würde sie schlafen, ich wusste, sie ist tot. Eine Woche davor hatte ich noch ihre Haare gefärbt, obwohl es eigentlich nach unserem Rhythmus noch etwas Zeit gehabt hätte dafür. Sie wollte das. Als wenn sie es geahnt hätte, dass sie einschläft und nicht mehr aufwacht. Sie wollte dafür schön sein. Astrid ist im Schlaf gestorben. Sie ist unter einem Baum begraben worden. Es war eine gute Beziehung mit Astrid, eine gute Liebe. Deshalb sind wir bis zum Schluss zusammengeblieben. Ich sage nicht, ich bin bei ihr geblieben, nein, wir sind zusammengeblieben.»

WOVON WIR GEREDET HABEN, ALS WIR IN DIESEM BUCH VON LIEBE REDETEN

«Wir werden uns weh tun. Wir werden uns streiten, uns verletzen, wütend aufeinander sein. Wir werden uns nicht immer verstehen. Manchmal werden wir uns zum Teufel wünschen, aber ich weiß, dass wir uns nie gleichgültig sein werden. Wir werden uns immer umeinander sorgen, an uns denken und uns wünschen, dass der andere glücklich ist. Ich glaube, wir taugen ganz gut zu Mann und Frau.»

Als ich dieses Buch mit einem Zitat aus einem «Tatort» begann, weil das Leben mir die Worte quasi in die Hand spielte und ich erkannte, dass sie das perfekte Entree bilden, die Gretchenfragen der Liebe auf den Punkt bringen, habe ich nicht erwartet, dass ich zum Ende des Buchs erneut mit einem Zitat daherkommen würde. Zu meinem Erstaunen hat es sich wiederholt, ich bin zufälligerweise wieder beim Fernsehen auf ein Zitat gestoßen, von dem ich dachte: «Faszinierend, hier offenbart sich die Qualität der Emotionen, von der mir ‹meine› Liebenden berichteten, als sie mir anvertrauten, was mit ihrer Liebe passierte.»

Zurück zum Zitat, es stammt aus dem ZDF-Mehrteiler «Ku'damm 59» und gibt eine Gretchenantwort auf die Frage, um was für eine Art von Liebe es hier im Buch geht, sei es die Liebe zum Partner, sei es die Liebe zu sich selbst.

Ich hatte es bereits vermutet: Viele verschiedene Lieben sind es nicht, die mir begegneten, die Biographien unterscheiden sich stark, doch es existiert, obwohl ich mit den verschiedensten Menschen gesprochen habe (nicht nur mit denen, die im Buch einen Platz gefunden haben), eine erstaunliche Schnittmenge, mehr noch: Die Liebesformen schmelzen auf einen Kern zusammen.

Ich habe mich sehr über den Fund dieses Zitats gefreut. Ich schätze es, wenn Weisheiten einfach und verständlich präsentiert werden. Es ist mir ein echtes Anliegen, dass man von mir nicht nur zu hören oder zu lesen bekommt, was große Philosophen oder Psychologen über die Liebe denken oder was Dichter über sie schreiben, sondern auch, was der gesunde Menschenverstand hervorbringt. Der gesunde Menschenverstand ist eine gewaltige und heute leider unterschätzte Wissensquelle.

Wir sind es gewohnt, eine pluralistische und überdies multikulturelle Gesellschaft auszurufen. Da ist es doch eigentlich höchste Zeit, auch die Grenze zwischen akademisch/intellektuell und nichtakademisch/unterhaltend aufzugeben. Ist Ihnen schon einmal aufgefallen, dass in den Medien fast ausschließlich dieselben prominenten und/oder intellektuellen Menschen über die relevanten Themen unserer Epoche diskutieren, wie zum Beispiel die Liebe ein Thema ist? Mir scheint, es existiert eine Art publizistisches Monopol für das Reden und Schreiben über die Liebe. Gehört und gelesen werden stets dieselben Leute, diese haben auch oft etwas Profundes zu sagen, aber auf die Dauer kommt immer weniger wirklich Neues dabei heraus. Es tröpfelt nur noch. Natürlich eröffnet das Internet oder Social Media heutzutage jeder oder jedem die Möglichkeit, zu Wort zu kommen, doch es äußern sich dort eben häufig Menschen, die nichts Gescheites zum Weltgeschehen beizutragen haben.

Mir sind erstaunlich und beglückend viele Menschen bekannt, die geben in Alltagsgesprächen die klügsten Dinge über die Liebe von sich. Sie kommen aber selten mit intellektuellen Diskursen in Berührung, sie sind von gewissen Öffentlichkeitssystemen ausgeschlossen, weil ihr Vater vielleicht nicht Professor war oder Theaterregisseur oder Arzt. Der Sprung aus der «bildungsfernen» Familie in eine bildungsnahe Sphäre ist immer noch ein Quantensprung. So finden diese Aussagen keine Verbreitung. Es ist nicht üblich, «Normalbürger» in Intelligenzblättern oder in Büchern als «Sachverständige» zu zitieren. Für solche Menschen möchte ich den Vorhang öffnen, und für all den frischen Wind, den sie in das Nachdenken über die Liebe bringen.

Nehmen wir uns das Zitat vor: Mit diesen Worten macht der von Schauspieler Sabin Tambrea gespielte sensible Unternehmersohn Joachim Franck Monika Schöllack, dargestellt von Sonja Gerhardt, einen Heiratsantrag. Die beiden sind echte Königskinder, die erst einen langen Weg allein gehen mussten, ehe sie zusammenkamen. Das Leben hat sie hart geprüft, und sie haben sich selbst hart geprüft – eine hervorragende Vorbereitung auf die Ehe, eine Verlobungszeit, ohne dass sie den Namen «Verlobungszeit» trägt.

Endlich gibt es das Happy End, der Zuschauer hat über etliche Folgen mitgefiebert und gehofft, dass Monika und Joachim sich «kriegen». Nun ist es so weit. Hoffentlich wird das nicht kitschig, denke ich, nach all der ernsthaften und mutigen Vorbereitung auf diesen Moment. Hoffentlich preist er jetzt nicht Monikas Vollkommenheit über die (menschlichen) Maße und lässt es im Voraus rote Rosen regnen, hoffentlich verspricht er ihr nicht den Himmel auf Erden und versucht, sie mit einem riesigen Diamantring zu beeindrucken. Ich wurde nicht enttäuscht: Statt des üblichen «romantischen» Antrags folgen eher handfeste und nüchterne Worte, die allerdings enthüllen, wie, so würde ich sagen, Liebe ihrem Wesen nach wirklich ist: menschlich, allzu menschlich, bei aller Intensität fragil, anstrengend, wechselhaft. Es kann immer etwas passieren. Das war der Ausgangsgedanke, als ich dieses Buch begann.

Joachim scheint das alles zu wissen, er hat der Liebe ins Gesicht geschaut, er hat mit ihr Erfahrungen gemacht und sie reflektiert. Er setzt voraus, dass Liebe stetem Wandel und Gefährdung ausgesetzt ist, weil das Leben selbst Veränderung ist. Er gibt damit auch eine simple Antwort darauf, warum wir versessen auf die Liebe sind: Wir finden Beziehungen schön, weil wir gemeinsam besser auf die Veränderungen reagieren können. Es gibt ein Kirchenlied für Kinder, darin heißt es: «Wenn einer sagt, komm geh mit mir, zusammen sind wir was, dann werd ich rot, weil ich mich freu, dann macht das Leben Spaß.»

Joachim will mit Monika gehen, doch er entwirft in weiser Voraussicht auf den realistischen Verlauf einer Ehe ein Szenario möglicher negativer Geschehnisse und Gefühle. Man wird sich weh tun, sich verletzen, streiten, man wird wütend sein, man wird sich nicht immer verstehen, man wird sich zum Teufel wünschen. Düstere Aussichten, die Skizze eines (möglichen) Leidenswegs in einer Ehe. Keine pure Spaßgemeinschaft, im Gegenteil. Nach dem Ansprechen der Konflikte, die in einer langen Beziehung auf einen zukommen können und werden, folgt dann mit Verve das Liebesbekenntnis. Joachim artikuliert seinen Willen und seine feste Überzeugung, dass sich Monikas Wille auf die gleichen Ziele richtet wie seiner, dass die beiden also eins im Willen sind, ein Geist, ein Fleisch.

Ich finde es bedeutsam, dass Joachim Monika quasi in seine Liebeserklärung mit hineinnimmt. Dieses «Wir», von dem er spricht, drückt all seine Zuversicht und das Vertrauen in das «Du» aus und die innere Gewissheit, dass aus dem gemeinschaftlichen Willen zum Guten heraus die Ehe gelingen wird, dass sie hält, dass sie von Liebe getragen ist. Die guten Ziele sind auf den ersten Blick nicht spektakulär (kein Regen von roten Rosen), sondern: für den anderen da sein, für ihn sorgen, an ihn denken, wollen, dass der andere glücklich ist, einander nicht gleichgültig sein.

Viele Menschen meinen, das Gegenteil von Liebe sei Hass. Falsch: Das Gegenteil von Liebe ist Gleichgültigkeit. Wenn

Joachim sagt, wir werden einander nicht gleichgültig sein, meint er nichts weniger als das: Wir werden uns lieben.

Diese intentionale Liebe, die Joachim hier postuliert, die sich auf den guten Willen beruft und ein moralisches Gegenseitigkeitsprinzip der besten Absichten hervorbringt, entspricht exakt der Philia, die Aristoteles in seiner Nikomachischen Ethik als die Freundschaftsliebe Nr. 3 bestimmt hat, jene also, die um ihrer selbst willen gelebt wird, die wesentlich das Wohlbefinden des anderen im Blick hat und die im Fürsorge-Konzept von Harry G. Frankfurt seine moderne Entsprechung findet – und die ich persönlich für geeignet halte, als Liebesmodell der Zukunft zu gelten. Nicht nur weil die vielen Millionen Menschen, die einander pflegen wollen, können oder müssen, ein solides mentales Fundament für ihre große Aufgabe brauchen, eine Ausrichtung, einen Plan.

Nein, ich finde, dass die Fährnisse im Leben und in der Liebe generell eine, sagen wir, vernünftige Liebe erfordern. Wer primär auf Leidenschaft und «große Gefühle» als Beziehungsschmiede setzt, bewegt sich auf dünnem Eis.

Leidenschaft ist eben kein Eisen, das Paare zusammenschweißt. Heiß ist das Eisen vielleicht, aber diese Hitze kühlt mit den Jahren von allein und unwiderruflich ab. Da kann man Stammkundin im Dessousladen sein und sich jeden Abend verkleiden, um stets aufs Neue verführerisch zu sein, oder sich durch endlose Lektüre quälen, die einem verraten will, wie man sich gleichsam diabolische sexuelle Fertigkeiten aneignet, die den geliebten Menschen in die

Hörigkeit treiben werden, die sexuelle (heiße) Luft ist irgendwann raus. Oder präzise gesagt: Sie verändert sich.

Besser als jemanden in glühender Anbetung wie eine Göttin oder wie einen Gott zu behandeln, ist, jemanden wie einen Menschen zu behandeln, ihm im Umgang dauerhaft Würde zu verleihen, ihm Achtung entgegenzubringen.

Einer meiner Lieblingsgedanken über die Liebe stammt von Immanuel Kant. Er nennt die Achtung das einzige «Vernunftgefühl». Wenn es einen Stoff gibt, aus dem eine gute Liebe gemacht ist, dann sind es Vernunftgefühle. Wenn ich liebe, flirre ich vor Vernunftgefühlen.

Liebe setzt reflexives Denken voraus, Liebe ist eine komplexe innerliche Tätigkeit. Wie Joachim in seinem Antrag die auf ihn und Monika zukommende Liebespraxis beschreibt, gilt es, mit Monika laufend Wünsche, Bedürfnisse und Interessen in Einklang zu bringen. «Beziehungsarbeit» heißt das heutzutage gern, so nenne ich es bewusst nicht.

Ich nenne es Liebe, vernünftige Liebe, freundschaftliche Liebe: Philia. Joachim und Monika sind Philoi, sie sind Freunde. Das heißt nicht, dass sie zusammenleben wie Brüderlein und Schwesterlein, aber die Erotik ergibt sich aus der geistig-seelischen Verbindung, sie ist on top. Sie rührt nicht daher, dass Monika eine scharfe Blondine ist und Joachim betörend grüne Augen hat. Ich habe in diesem Buch schon mehrfach betont, für wie verheerend ich das Primat des Eros halte oder was die Leute für Eros halten, nämlich Sex, der gegenwärtig bestimmt, was man unter Liebe versteht, und für wie noch verheerender ich es halte, zu denken, es gäbe so etwas wie «nur Sex». Der Psychoanalytiker und Philosoph Jacques Lacan sagt: «Es gibt kein sexuelles Verhältnis.» Das liest sich kryptisch, wo es doch viele Menschen gibt, die meinen, sie hätten ein sexuelles Verhältnis (oder mehrere), und sich darüber freuen, wie unabhängig sie sind, wie strikt sie Sex und Beziehung trennen können. Die Aussage Lacans meint nach meiner Auffassung: Es gibt kein *rein* sexuelles Verhältnis.

Der Grund: Beim Menschen existiert keine instinkthafte Verhaltenskoordination. Das Subjekt mit all seinen individuellen Prägungen und Erwartungen ist immer mit im Spiel. Menschen treffen sich zum Sex nicht wie Tiere zufällig im Wald, fallen übereinander her und gehen danach ins Vergessen auseinander. Selbst wenn sich zwei Menschen nach der körperlichen Vereinigung dezidiert nie wieder sehen wollen, weil diese ein One-Night-Stand bleiben soll und sich die beiden das hoch und heilig versprechen, wird dieses Erlebnis in ihrem Bewusstsein auf irgendeine folgenreiche Weise verarbeitet. Jeder der Sex-Teilnehmer kann für sich seiner Wege gehen, vielleicht sieht man sich auch wirklich nie wieder, doch jeder nimmt etwas mit, das Subjekt ist nicht dasselbe wie vor dem Sex, es hat eine Erinnerung daran. Es steht auf der Landkarte des Seienden in einem Verhältnis zur Person, mit der es kopuliert hat, das über den einmaligen Gebrauch der Geschlechtsorgane hinausgeht. Man könnte zum Beispiel von dieser Person träumen und verhält sich damit zu ihr, wenn auch unbewusst.

Zurück zur vernünftigen Liebe. Dieser begegnen die meisten Menschen mit Misstrauen, sie gilt als langweilig und schal, der abgestandene Kamillentee unter den Gefühlsaufgüssen. Nach meinem Verständnis ist Vernunft jedoch warm, sie gibt Geborgenheit, sie hält in Wahrheit zusammen. Aus ihr speist sich die Verbindlichkeit, die wir in der Liebe brauchen. Die Vernunft nimmt flüchtige Gefühle an die Hand und sagt leise: «Hiergeblieben!» Vernunft bindet und verbindet. Sie mobilisiert auch das Herz.

Diese liebe Vernunft ist es, die Menschen in Beziehungen zu Helden des Alltags machen kann, nicht die Leidenschaft. Alle Menschen in meinen Geschichten sind mehr oder weniger Helden. Wenn ich ihre Liebesarten auf einen Nenner bringen soll, dann ist es genau diese Philia Nr. 3, von der sich die Liebenden tragen lassen, mit der sie ihre sich verändernde Beziehung gestalten, mal ist ein bisschen mehr Eros dabei, mal ein bisschen weniger, aber die Philia Nr. 3, die einzige, die Aristoteles ernst nimmt, schafft am Ende die Liebesordnung. Sie setzt den Akzent. Sie gibt den Anstoß zum Weiterlieben, nachdem die Liebe zum Partner durch die Pflegebedürftigkeit erschüttert wurde. Die Erkenntnis der Verwundbarkeit der Liebe setzt einen Bewusstseinsprozess in Gang. Wichtig: Die Philia zeigt sich auch im Verhältnis des Pflegenden zu sich selbst. Sie äußert sich in Form einer vorausschauenden Selbstfürsorge, die eben dazu führen kann, dass man sein Versprechen, für den anderen immer da zu sein, löst. Das Liebesversprechen verantwortungsvoll zu lösen, braucht im Idealfall die gleiche Gewissenhaftigkeit, die es braucht, um es zu geben. Und es erfordert auch Verzicht, Verzicht auf die Beziehung zum Beispiel, die selbst unter den Bedingungen schwerer Krankheit ein Sehnsuchtsort bleibt. So sind, und das ist ein hoffnungsfrohes Fazit, all die Menschen, die mir bei der Arbeit an diesem Buch begegnet sind, Liebeskönner. Sie sind es, weil sie bei aller Hingabe an den geliebten Menschen Distanz wahren, Distanz zum Partner, Distanz zu sich, weil sie über die Liebe nachdenken und sie somit formen. Sie tun damit genau das, was man sich von sich selbst unterscheiden nennt. Sie können außerhalb ihrer selbst treten, sich beobachten, sich einschätzen, sich beeinflussen, ihrem Lieben eine Richtung geben. Was mit der Liebe passiert, das haben sie somit selbst mitbestimmt, trotz aller Nöte, die sie hätten dazu bringen können, sich in das, was passiert, einfach kopfüber fallen zu lassen. Die Versuchung ist da, man möchte wohl oft einfach alle viere von sich strecken, kapitulieren, denn Menschen, die pflegen, machen viel mit, unabhängig davon, ob sie bleiben oder gehen.

Das Hohelied, das ich auf die Philia singe, die die Menschen in meinen Geschichten verbindet und die auch ihr eigenes Menschsein aufrechterhält, könnte auf eine Weise verstanden werden, als sei es Privatsache, gut, das heißt ethisch, zu lieben, als reiche es demzufolge aus, allein die Kraft aufzubringen, mit allen Widrigkeiten fertigzuwerden, die Pflegebedürftigkeit mit sich bringt.

So ist das nicht. Mein Auftrag als Autorin war, zu beschreiben, was mit der partnerschaftlichen Liebe passiert, wenn einer schwer krank wird. Diesen bedeutsamen Auftrag habe ich erfüllt, aber es gibt noch einen höchst bedeutsamen «Nebenjob». Denn Liebe ereignet sich nicht im stillen Kämmerlein, eine Liebesbeziehung ist eingebettet in eine Gemeinschaft. Menschen, die pflegen, haben eine Familie, Freunde, Nachbarn, Kollegen, Vorgesetzte, Mitmenschen eben, und mit diesen leben sie in einer Gesellschaft und in einem politischen System.

Das Schillerzitat «Raum ist in der kleinsten Hütte für ein glücklich liebend Paar» ist irreführend. Wenn außerhalb der Hütte keiner mitdenkt und mitmacht, wenn in der Hütte ein Mensch seinen Partner allein pflegt und nur der Pflegedienst manchmal vorbeischaut, wenn der allein pflegende Mensch dabei an den Rand der Belastbarkeit gerät und finanzielle Probleme hat, sich lieblos verhält, ist das nicht seine Privatsache. Was mit der Liebe passiert, das ist auch von handfesten materiellen Faktoren abhängig.

Während ich an diesem Buch schrieb, habe ich mehrfach den Film «Liebe» von Michael Haneke gesehen, ein Meisterwerk. Es geht in dem Film um ein hochbetagtes Ehepaar, das in Paris lebt, Anna und Georges, gespielt von Emmanuelle Riva und Jean-Louis Trintignant, beide großbürgerlich, intellektuell, kultiviert, sie verbindet die Leidenschaft zur Musik. Nach mehreren Schlaganfällen ist Anna ans Bett gefesselt, aus der schönen älteren Dame ist ein Häufchen Elend geworden, das nur noch lallen kann. Georges pflegt sie mit Hingabe, er nimmt ihr die Scham, die sie empfindet, als sie zum ersten Mal ins Bett gemacht hat. Er schenkt ihr Würde. Man denkt: Die lieben sich wirklich. Obwohl in dem Film das Wort Liebe kein einziges Mal vorkommt, geht es in jeder Einstellung um Liebe, um Liebesdienste. «Trotzdem» geschieht es, dass Georges Anna eines Tages eine Ohrfeige gibt. Sie will nicht trinken, er redet mit Engelszungen auf sie ein, und dann reißt ihm der Geduldsfaden – er schlägt seine Frau und erschrickt vor sich selbst. In den Medien ist das ein Riesenthema: Gewalt und Gewaltprävention in Pflegebeziehungen. Wer möchte darüber richten? Übrigens endet der Film damit, dass Georges Anna ein Kissen auf das Gesicht drückt, sie stirbt. Vorher hatte sie ihn immer wieder gebeten, ihr zu «helfen», ohne zu benennen, was sie darunter versteht, sie kann kaum noch kommunizieren, sie dämmert vor sich hin. Ob das, was Georges getan hat, eine Straftat ist, geschehen aus Verzweiflung und Überforderung, oder ob es bewusst ausgeübte Sterbehilfe ist, aus Liebe? Anna wehrt sich jedenfalls gegen das Kissen auf ihrem Gesicht, kann man hier von «Sterbehilfe» sprechen? Oder ist ihre Gegenwehr «nur» eine Art Automatismus ihres Körpers?

Über all das lässt der Film keine Deutung zu, es wird offengelassen, wie auch, ob Georges sich anschließend selbst das Leben nimmt. Das Nachdenken über den Film, der Versuch, sein Ende zu interpretieren, führte bei mir unweigerlich dazu, mich mit dem Thema Sterbehilfe zu befassen. Mir scheint, eine Diskussion über menschenwürdige Pflege ist ohne eine Diskussion über Sterbehilfe kaum zu führen.

Ich komme darauf zurück: Wir sind jedenfalls nicht zum Richten, zum Verurteilen, aufgefordert, sondern zum Retten und Helfen. Deshalb muss ich hier am Ende des Buchs uns alle in den Blick und in die Pflicht nehmen, unsere Gesellschaft, unseren Staat. Dr. phil. Dirk Lanzerath, Geschäftsführer des Deutschen Referenzzentrums für Ethik in den Biowissenschaften (DRZE), bringt es in seinem Aufsatz «Krankheit und Gesundheit. Eine philosophische Annäherung an zwei Grundkategorien menschlichen Daseins» auf den Punkt: «Nimmt man die Rolle des Kranken als eines Hilfsbedürftigen ernst, dann ist ihre soziale Wirksamkeit an eine Gesellschaft gebunden, die diese Rolle akzeptiert und die ihr eine Verpflichtung zur Fürsorge entnimmt.»

So sieht das aus, so sieht das theoretisch aus: Wir, die Mitmenschen, die Gesellschaft, haben eine Pflicht zur Fürsorge, und diese ist gleichzusetzen mit der Philia.

Praktisch zur Anwendung kommt die Philia – wir können das hier auch Nächstenliebe nennen –, wenn Menschen wie Waltraud Keller und ihre Kolleginnen und Kollegen vom Netzwerk pflegeBegleitung Freiburg ehrenamtlich Pflegende betreuen. Waltraud Keller setzt sich mit ihnen an einem monatlichen Stammtisch zusammen und widmet sich ihren Sorgen, sie tut das auch in Einzelgesprächen. Sie sagt: «Wer begleitet, muss begleitet werden. Begleitung heißt hier vor allem intensives Zuhören, das bedeutet, dass der Fokus wirklich beim anderen liegt, dass ich mit meiner ganzen Aufmerksamkeit beim Gegenüber bin, dass ich mich weitgehend herausnehme. Uns liegt am Herzen, dass die Pflegenden auch ihr eigenes Wohl im Auge haben und sich der Erfüllung ihrer Wünsche und Bedürfnisse widmen, und das ohne Schuldgefühle. Wir ermuntern zur Selbstfürsorge.» Frau Keller und ihr Team sind auch Heldinnen und Helden des Alltags im Namen der Liebe.

Die Belange von Menschen, die Pflege brauchen, geht nicht nur Idealisten etwas an, die sich ehrenamtlich engagieren. Ist es im gesamtgesellschaftlichen Bewusstsein präsent, dass wir alle gefordert sind, nicht wegzuschauen, sondern solidarisch zu sein?

Ich würde das aus meiner Erfahrung heraus verneinen. So wie die Menschen unserer Tage in ihren Zweierbeziehungen dazu neigen, Liebe zu ökonomisieren, zieht sich wirtschaftliches Denken durch alle Geflechte menschlicher Beziehungen. Bei der professionellen Pflege steht das Kommerzielle im Vordergrund, Zeit, Geld, Aufwand, alles getaktet und nach Listenpreis bezahlt. Zwar gibt es lobenswerte Ansätze wie die Entwicklung der sogenannten Care-Ethik, ein moralphilosophisches Konzept, nach dem sich Menschen, die in Pflegeberufen arbeiten, ethisch unterweisen lassen können. Aber ich weiß nicht, wie ein völlig überarbeiteter und schlecht bezahlter Altenpfleger Zeit für Ethik-Kurse haben kann und wie er – wenn er diese besucht hat – sein Wissen unter Zeitdruck umsetzen soll?

Wer sich auf das Wagnis einlässt und seine Angehörigen zu Hause pflegt, weil er sie liebt, ist vielleicht schon aus diesem Grund «ethisch gewappnet», das heißt: motiviert, nicht nur zu versorgen, sondern in jeder Hinsicht sein Bestes zu geben. Was mit seiner Liebe passiert, das ist privat, ohne

Frage. Das Risiko jedoch, dass sein komplettes Leben, sein Beruf, seine Gesundheit, seine Freundschaften beeinträchtigt werden, kann nicht privat sein. Das wäre menschenverachtend. Hinsichtlich der mannigfaltigen Belastungen und Einschränkungen, die Pflegende ertragen müssen, ist die Liebe in der Zweierbeziehung jedenfalls häufig das kleinere Problem.

Wer pflegt und nicht mehr Vollzeit arbeiten kann, dem droht Armut. Pflegen ist ein Vollzeitjob. 50 Stunden in der Woche fallen in einem Haushalt mit einem pflegebedürftigen Menschen an. Eine hohe «Erwerbsbeteiligung» ist damit unmöglich.

Die Pflegepolitik hat, wohl wissend, dass Pflegebedürftige zu Hause fast immer in guten Händen sind, zwei Gesetze erlassen, die die häusliche Pflege erleichtern sollen: das Pflegezeitgesetz und das Familienpflegezeitgesetz.

Wer sehr plötzlich einen nahen Angehörigen pflegen muss und berufstätig ist, darf bis zu zehn Tage von der Arbeit fernbleiben, um die neue Pflegesituation zu organisieren. In dieser Zeit wird der Arbeitslohn ausgesetzt, aber der oder die Pflegende kann über die Pflegeversicherung des Angehörigen ein sogenanntes Pflegeunterstützungsgeld beantragen. Möchte man seinen Angehörigen bis zu sechs Monate zu Hause pflegen, kann man sich von der Arbeit freistellen lassen, ein Arbeiten in Teilzeit wäre auch möglich. Das, so heißt es in der Broschüre «Pflege leicht gemacht», sollte dem Arbeitgeber aber mindestens zehn Tage vorher mitgeteilt werden. Wenn der Arbeitgeber mehr als 15 Beschäftigte hat, muss er seinen Mitarbeiter für die gewünschte Zeit freistellen. Für Pflegende, die sich bis zu 24 Monate um ihre nahen Angehörigen kümmern müssen, gilt, dass sie sich teilweise von der Arbeit freistellen lassen können, mindestens 15 Stunden in der Woche in Teilzeit arbeiten müssen und dies dem Arbeitgeber mindestens acht Wochen vor ihrer Freistellung mitzuteilen haben. In letzteren beiden Fällen gibt es die Möglichkeit, sich Geld vom Bundesamt für Familie und zivilgesellschaftliche Aufgaben zu leihen, damit es zum Leben überhaupt reicht.

Das heißt im Klartext: Wer einen Angehörigen länger als zehn Tage pflegt, wird zwar freigestellt, verdient aber weniger oder gar nichts und muss die Kosten für diesen Ausfall selber tragen. Wirkliche Unterstützung ist das nicht, allenfalls eine Überbrückung. Wenn man Bafög bekommt, muss man das auch zurückzahlen, aber wenn man in die Zahlpflicht kommt, ist man idealerweise in Lohn und Brot und hat sein Leben vor sich. Pflegt man dagegen jemanden über längere Zeit, nimmt ein Darlehen auf und muss dann 30 000 Euro zurückzahlen, wenn die Pflege beendet ist, steht man schlimmstenfalls (wenn man denn nicht wohlhabend ist) finanziell vor den Scherben seiner Existenz.

Für mich hört sich das so an, als würde man auf alle Fälle deutlich weniger Geld haben als vorher, als zahle man drauf. Wer kann sich das leisten? Wer es sich leisten kann, ist jedenfalls klar im Vorteil. Pflege ist damit auch ein Privileg der Reichen. Pflege ist übrigens auch ein Privileg von Menschen mit Bildung. Menschen aus bildungsfernen Schichten haben oft Probleme mit der bürokratischen Organisation der Pflege, sind mit dem Ausfüllen der Anträge für eine Pflegestufe überfordert wie auch damit, effektive Recherche zu betreiben, wo man sich Unterstützung holen kann, wo man Beratung bekommt. Das Ergebnis: Pflegebedürftige aus bildungsnahen und einkommensstarken Haushalten sind oft in höhere Pflegestufen eingruppiert als solche aus sozial schwächeren Kreisen, weil es deren Angehörigen besser gelingt, den Bedarf gegenüber der Pflegeversicherung geltend zu machen. So viel zum Geld, jetzt zur Psyche.

Wer seinen Partner bis in den Tod pflegt und keine Zeit mehr für sein Umfeld hat, steht am Ende oft allein da. Ich habe einen Mann kennengelernt, bei dem sich die Erschöpfung durch die Pflege seiner Frau erst im Nachhinein gezeigt hat: Er wurde depressiv, er ist nicht mehr arbeitsfähig, er lebt von Hartz IV. Seine Freunde haben sich von ihm abgewandt. Er ist also krank und arm, und er ist einsam. Er hat nach dem Tod seiner Frau nie wieder eine neue Partnerin gefunden. Er bereut es nicht, gepflegt zu haben. Seine Liebe reichte sehr weit. Aber sein Leben steckt jetzt in einer Sackgasse fest. Er fühlt sich vernachlässigt, von der Politik, von der Gesellschaft, von mir, von Ihnen.

Ich habe auch einen Mann gesprochen, der seine Frau ins Heim geben musste, aus seiner Sicht hat er sein Versprechen gebrochen, er hat Schuldgefühle, weil er die Pflege nicht «geschafft» hat. Er zermürbt sich. Ich frage mich, was aus ihm wird. Wer schaut da hin, wer hilft? Das ist alles nicht privat!

Damit Liebe und Pflege gelingen, reicht es nicht, dass ein einzelner Mensch einen guten Willen hat und ihn innerhalb seiner Beziehung beweist. Es braucht viele gute Willen, es braucht Zuspruch, Anerkennung, Wertschätzung, tatkräftige Unterstützung, jedwede finanzielle Unterstützung, vor allem aber Liebe, die über die Paarliebe hinausgeht, sozusagen eine bedingungslose Grundliebe – eine wunderbare Formulierung, auf die ich nicht selbst gekommen bin. Sie wurde an einem der vielen Abende in meinem Leben geboren, an denen ich mit Menschen über die Liebe gesprochen habe. Vergessen Sie das nie, sprechen Sie mit anderen Menschen über die Liebe! Ich bedanke mich für diesen Ausdruck, «bedingungslose Grundliebe», bei meinem Freund Hans-Jürgen Wenzel (sehen Sie, das ist zum Beispiel ein schlauer Mensch, den keiner kennt), und für den Anschauungsunterricht in dieser Disziplin «bedingungslos lieben» bedanke ich mich bei meiner Freundin Gudrun Lehnert.

Jemand, den man dagegen kennt und der kluge Dinge über die Liebe gesagt hat, ist Regisseur Rainer Werner Fassbinder. Er hat die Korrelation von der Liebe zwischen zwei Menschen und der Liebe als dem großen Ganzen wie folgt beschrieben: «Ich verabscheue die Vorstellung, dass eine Liebe zwischen zwei Menschen zur Erlösung führen könnte. Mein ganzes Leben habe ich gegen diese repressive Beziehungsform gekämpft. Vielmehr glaube ich an die Suche nach einer Art Liebe, die auf irgendeine Weise die gesamte Menschheit mit einbezieht.»

Die ganze Menschheit, jawohl. Das ist ein Statement. Sie

und ich und die ganze Welt, jeder Staat, jede Stadt, jedes Dorf. Wir müssen alle Liebeskönner werden!

Bei «Dorf» muss ich an das afrikanische Sprichwort denken: «Um Kinder gut zu erziehen, braucht es ein ganzes Dorf.» Das habe ich zum ersten Mal vor 20 Jahren gehört, als meine Tochter geboren wurde.

Dieses Sprichwort ist in Deutschland in aller Munde, wo wir doch immer wieder darum ringen, wie wir unsere Kinder am besten versorgen und betreuen, wie wir sie auf eine Weise lieben, die ihrem Wohl dient, wie weit sie es verkraften oder wie weit es sie sogar fördert, nicht ausschließlich von den Eltern betreut zu werden, ob und wie lange Mütter oder Väter zu Hause bei den Kleinen bleiben sollen. Aus meiner Sicht und Kenntnis ist schon die Diskussion darüber, ob man «neben» der Kindererziehung arbeiten soll oder nicht und, wenn ja, wie viel, ein schönfärberisches Konstrukt, denn all die alleinerziehenden Frauen und Männer können es sich gar nicht aussuchen, ob sie ihre Kinder in die Kita geben möchten, weil sie einfach Geld verdienen müssen. Das ist keine Frage der Liebe, sondern es geht darum, dass man neue Kinderschuhe kaufen kann, wenn die alten zu klein geworden sind. Auch bei Paaren müssen meistens beide Partner arbeiten, um die Miete zahlen zu können, aber sie sind immerhin zu zweit. Jene, die allein versorgen, betreuen und erziehen und allein lieben, befinden sich oft an der Grenze zur totalen Erschöpfung und wären froh über ein Dorf, das sie unterstützen würde. Wenn ich hier schon die Helden der Pflege preise, möchte ich auch die Heldinnen und Helden des Alleinerziehens preisen, vor denen ziehe ich den Hut. Für die tut keiner wirklich etwas. Außer dem Angebot, gelegentlich eine Mutter-Kind-Kur (oder Vater-Kind-Kur) anzutreten, werden sie von der Politik allein gelassen. In der Hinsicht sitzen sie mit Pflegenden in einem Boot.

Meine Kinder sind mit einem Dorf groß geworden, ich meine das sinnbildlich. Ich weiß um den Segen einer Gemeinschaft, wo Nachbarn und Freunde oder Geschwister und Großeltern ein Auge auf die Kinder haben und mit anpacken, sich auch mal die Nächte um die Ohren schlagen, wenn die Kinder zahnen. So gelingen Kindheiten auch unter schwierigen Bedingungen. So verliert man selbst nicht die Nerven. Man verliert nicht die Liebe. Die amerikanische Therapeutin Alice Miller spricht in ihrem Buch «Das Drama des begabten Kindes» von «helfenden Zeugen» und meint damit Menschen, die Kindern beistehen, die misshandelt oder missbraucht werden.

Ich finde, dass der Ausdruck auch passt, wenn Kinder nicht den schlimmsten Fall, die Misshandlung oder den Missbrauch, erleben müssen, wenn sie «einfach nur» Unterstützung brauchen, wenn die Eltern oder Helfer Unterstützung brauchen. Ein helfender Zeuge ist auch jemand, der sich um sein Patenkind kümmert, der ihm zuhört, der es tröstet, wenn es traurig ist, weil es zum Beispiel in der Schule gemobbt wird.

Wir brauchen am Anfang unseres Lebens, wenn wir klein sind, Pflege und ein Dorf, und wir brauchen als Erwachsene ein Dorf, als Pflegende und als Gepflegte brauchen wir helfende Zeugen.

Ich erweitere das afrikanische Sprichwort: Um Angehörige gut pflegen zu können, braucht es ein ganzes Dorf, ein liebevolles. Zweierbeziehung ist zu wenig. Ich wiederhole: Wir müssen Liebeskönner werden, privat und politisch.

Mir ist beim Schreiben dieses Buchs noch klarer geworden, was ich schon vorher wusste: Liebe muss eingebunden sein in einen gesellschaftlichen Kontext, Liebe muss als ethisches Prinzip eine politische Dimension haben. Es klappt nämlich nicht, dass wir auf der einen Seite streng auf Erfolg und Effizienz gepolt sind und uns nicht «zu viel Liebe und Hingabe leisten möchten», auf der anderen Seite aber unsere Kranken ohne Aussicht auf Gewinn lieben und pflegen sollen, bedingungslos. Wir können nicht auf die Beziehung oder die Familie als Nische der bedingungslosen Liebe setzen, und der «Rest» ist ein eiskalter Moloch.

Was wird im Pflegefall aus den ganzen Singles, die in keiner Beziehung leben, die keine Familie mehr haben? Fast 16 Millionen Menschen leben in Deutschland allein. Auf wen können sie bauen, wenn sie schwer erkranken? Die Frage «Wer pflegt mich einmal, wer pflegt mich liebevoll?» ist nicht nur eine Frage unter Liebenden, sondern auch eine Frage von Menschen, die nicht in einer Beziehung leben. Sie ist eine der schwierigsten Fragen des modernen Lebens, wir brauchen eine Antwort auf diese Frage. Auch die Millionen von Menschen, die in Pflegeheimen gepflegt werden, brauchen Liebe. Die Liebe darf kein Privileg von Menschen mit Partner und Familie sein.

Aus Holland stammt die Idee einer Art Dorfgemeinschaft, in der Pflegebedürftige, die auf professionelle Hilfe angewiesen sind, liebevoll umsorgt und versorgt werden. Jos de Blok hat den ambulanten Pflegedienst Buurtzorg («Nachbarschaftshilfe») aufgebaut. Buurtzorg funktioniert nach dem Prinzip der Netzwerkbildung, die Pfleger organisieren die Pflege nicht von «oben herab», und sie pflegen auch nicht nach Gesichtspunkten der Kommerzialität. Wenn sie selbst pflegen, tun sie das in kleinen Teams und im Dialog mit den Kranken, diese dürfen entscheiden, was sie brauchen, ihnen wird nicht alles automatisch abgenommen, Ziel ist, dass sie selbständig bleiben. Die Pfleger kümmern sich intensiv um ein stabiles Netz, sie holen Nachbarn, Freunde, Ehrenamtliche ins Boot. Jemand braucht Hilfe beim Einkaufen? Welcher Nachbar kann das erledigen? Her damit. Liebevolle Pflege geht auch ohne liebevolle Kleinfamilie. Außerdem sind Kleinfamilien auch oft nicht liebevoll, sondern eher Kriegsschauplätze.

Buurtzorg, das Konzept wirklich menschenwürdiger Pflege, ist inzwischen auch in Deutschland angekommen. Im westfälischen Städtchen Emsdetten entstehen die ersten Pflegeteams nach holländischem Vorbild. Eine Alternative zu dieser Form von professioneller und zugleich liebevoller Pflege in der alten häuslichen Umgebung: Pflege-Wohngemeinschaften, Kommunen für Menschen, die sich mögen – und die ihr Leben in einer Umgebung teilen wollen, die man ein Zuhause nennen kann – und die Pflege brauchen. Letzteres, die Pflege, darf man vielleicht selbstbewusst zuletzt nennen. Solche Wohngemeinschaften sind in der Regel in normalen, großen Wohnungen eingerichtet In einer WG leben ca. acht bis zehn Bewohner. Meist haben sie einen vergleichbaren Pflegebedarf. Ursprünglich wurden diese WGs für dementiell erkrankte Menschen eingerichtet. Heute gibt es WGs aber für ein breites Spektrum von Menschen mit unterschiedlichen Anforderungen, wenn auch noch immer ältere, dementiell erkrankte Menschen die ganz überwiegende Zahl der Bewohner der WGs bilden. Dies hat aber weniger eine prinzipielle oder sachlich bedingte Ursache, sondern liegt eher am tatsächlichen Bedarf.

In der Wohngemeinschaft sind temporär oder dauerhaft Hilfskräfte und examinierte Mitarbeiter, Altenpfleger oder Krankenschwestern, anwesend. Sie können mit dem Verhalten der Erkrankten umgehen und ihnen die Aufmerksamkeit und auch Anleitung geben, die gebraucht wird. Ansonsten stelle ich mir vor, dass das Personal eine Nebenrolle hat, dass die WG-Bewohner abends in der Küche sitzen, sich unterhalten oder Doppelkopf spielen und sich zum Schlafen jeder in sein Zimmer verzieht, ähnlich wie in einer Studenten-WG, nur mit Rollator.

Fest steht: Wir müssen umdenken und anders lieben (und anders pflegen) als bisher, nicht fast ausschließlich privat und nicht «wirtschaftlich». Wenn ich so etwas sage, werde ich oft gefragt, ob ich das kapitalistische System ablehne.

Das tue ich jedenfalls dann, wenn dabei die Liebe ausstirbt, weil sie sich dem Ökonomie-Prinzip beugen muss und daran zerbricht. Ich fand es schön, was die Hippies über die Liebe dachten – dass sie es ist, die die Welt in Innersten und im Äußersten zusammenhält, wie ein guter Geist oder eine Art Spirit. Wie hieß es so treffend: Make love not war.

Ich finde, unsere Welt braucht eine neue Liebe. Die Liebe muss neu erfunden werden, das hat schon der Dichter Arthur Rimbaud im 19. Jahrhundert gesagt, heute postulieren es nahezu alle Philosophen, Philosophinnen und andere gescheite Menschen, die etwas von Liebe verstehen. Der Philosoph Wilhelm Schmid spricht vom «Gesamtpotenzial der Liebe», auf das wir uns besinnen mögen.

Die Welt braucht Philia als Prinzip. Wir brauchen eine Pflegekultur, die sich am Prinzip der Liebe orientiert, und zwar flächendeckend.

Nun muss man fragen: Haben wir einen Leitfaden für diese Liebe? Ich habe es im Kapitel «Wovon wir reden, wenn wir von Liebe reden» schon gesagt: Mir als Christin (und als Philosophin) kommt auf alle Fälle Jesus in den Sinn. Noch einmal: «Ein neues Gebot gebe ich euch: Liebt einander! Wie ich euch geliebt habe, so sollt auch ihr einander lieben», heißt es im Johannesevangelium. Die Ansage ist klar, die Maßgabe ist klar: Wange hinhalten, trösten, helfen, geben, Freude und Hoffnung schenken, dienen! Das ist ein einzigartig kühnes Konzept von Liebe.

Ich wiederhole auch das, weil es mir wirklich wichtig ist: Mir persönlich wäre es am liebsten, alle würden auf diesen kühnen Pfaden wandeln, aber man kann leider höchstens danach streben, es Jesus gleichzutun, schaffen werden wir es nie. Wir sind eben nicht Jesus. Versuchen sollte man es trotzdem! Jesus ist und bleibt die Ikone der Liebesethik.

Ich kenne aber auch Atheisten, die erstaunlich liebevoll auf den Pfaden des Herrn wandeln, ohne an den Herrn zu glauben. Diese orientieren sich häufig am Denken des Dalai Lama, der sagt: «Wir brauchen eine säkulare Ethik jenseits aller Religionen.» Er kommt darauf, weil in unserer Zeit eine kriegerische Auseinandersetzung um Religionen tobt, die Anlass zu der Befürchtung gibt, dass wir uns im Streit um den wahren Gott ausrotten könnten. Vielleicht sollte man deshalb auch den zweiten Trumpf ziehen, den unsere abendländische Kultur im Ärmel hat: die alten Griechen, die Antike, die Noblesse der Geistesgeschichte.

Von daher haben wir eine Handlungsethik im Gepäck, die sich auf ein Wissen besinnt, das aus der Liebe selbst hervorgegangen ist, aus der Wissenschaft, die die Liebe eben schon im Namen trägt: Philosophie, die Liebe zur Weisheit. Man kann es nicht oft genug sagen.

Aristoteles kann unser Liebeslehrer sein über alle religiösen Schluchten hinweg. Er war einer der ersten Liebeskönner, indem er den Begriff der Philia entwickelt hat, und hat uns heute mehr zu sagen als je zuvor.

Es gibt keine Alternative zur Philia – das ist meine Prognose für die Liebe der Zukunft.

Das tut auch nicht not, wir brauchen keine Alternative, denn wir können mit dieser Art von Liebe beruhigt krank und alt werden und auf Trost und Zuwendung und Unterstützung hoffen. Wir müssen uns nicht fürchten, wenn wir uns von der Philia leiten und bestimmen lassen. Wir werden uns dann immer umeinander sorgen, an den anderen oder die andere oder die anderen denken, und uns wünschen, dass alle glücklich sind.

Damit taugen wir nicht nur zu Mann und Frau oder zu Mann und Mann oder Frau und Frau, wir taugen zu Menschen, die ihrem Menschsein gerecht werden. Damit kann uns und der Liebe generell nichts mehr passieren.

DANK

Ich möchte mich an dieser Stelle bei all jenen herzlich bedanken, die mir für dieses Buch Rede und Antwort gestanden haben. Jede und jeder war aufgefordert, sich mit seiner Liebesgeschichte gründlich und schonungslos auseinanderzusetzen. Es war nicht möglich, irgendwie an der Oberfläche zu bleiben, man musste in die Tiefe gehen, sich an die Vergangenheit erinnern oder das Gegenwärtige in Worte fassen, Freuden zwar, aber auch Ängste, Nöte, Leid. Das hat oft weh getan, enorme Kraft gekostet und viel Zeit in Anspruch genommen. Es stellte sich nach den ersten Gesprächen heraus, dass ich nicht en passant erfahren kann, wie sich eine Liebe durch die Pflegebedürftigkeit verändert hat. Es war notwendig, sich über Monate mit dem jeweiligen «Stoff» zu befassen. Beim Schreiben der Geschichten haben sich immer wieder neue Fragen ergeben, oft hatte ich schon beteuert, jetzt sind wir endlich durch, der Text ist im Kasten und stand eine Woche später erneut zähneknirschend auf der Matte, wollte, musste noch etwas wissen, und «meine» Liebenden haben stets freundlich und ausführlich Auskunft erteilt.

Ich danke meinem Kollegen Eric Hegmann, der mich auf dieses Buchprojekt gebracht hat und mit dem ich an der Alster die produktivsten Gespräche über die Liebe führe. Ich bedanke mich ebenso bei meiner Lektorin Ricarda Saul, die mich mit Klugheit, Humor und unerschütterlicher und liebevoller Geduld beim Schreiben begleitet hat.

Mein Dank gilt weiterhin dem Philosophischen Praktiker Dr. Thomas Polednitschek aus Münster. Er macht das, was Philosophische Praktiker tun, und er macht es großartig: Er vivifiziert seit Jahren mein Denken, das heißt, er belebt es. Vieles, das ich denke, haben wir gemeinsam im Dialog erbracht.

Den größten Dank spreche ich meinem Philosophie-Professor Heribert Boeder und seiner Frau Anita aus. Sie sind meine geistige Heimat. Ich habe von ihnen gelernt, dass Denken Unterscheiden bedeutet und der Mensch bei sich ist als Mensch, dass er überhaupt erst Mensch wird und auch erst dann lieben kann, wenn er sich von sich selbst unterscheidet.

LITERATUR UND LITERATUR-EMPFEHLUNGEN

Achenbach, Gerd B.: Lebenskönnerschaft. 2. Auflage, Jürgen Dinter, Köln 2009.

Arendt, Hannah: Denktagebuch. Ungekürzte und durchgesehene Taschenbuchausgabe, Piper Verlag, München 2016.

Aristoteles: Nikomachische Ethik, Deutscher Taschenbuch Verlag, München 1991.

Badiou, Alain: Lob der Liebe, 2. überarbeitete Auflage, Passagen Verlag, Wien 2015.

Barthes, Roland: Fragmente einer Sprache der Liebe, Suhrkamp Verlag, Frankfurt am Main 1988.

Beck, Ulrich/Beck-Gernsheim, Elisabeth: Das ganz normale Chaos der Liebe, Suhrkamp Verlag, Frankfurt am Main 2005.

Berg, Sibylle: Liebe ist alles, sonst ist alles nichts, in: *Spiegel Online*, 16.6.1012.

Betz, Detlef/Dosch, Erna/Langehennig, Manfred: Männer in der Angehörigenpflege, Beltz Juventa, Weinheim/Basel 2012.

Die Bibel. Einheitsübersetzung der Heiligen Schrift. Vollständig durchgesehene und überarbeitete Ausgabe, Katholische Bibelanstalt, Stuttgart 2016.

Boeder, Heribert: Grund und Gegenwart als Frageziel der frühgriechischen Philosophie, Martinus Nijhoff, Den Haag 1962.

Breitsameter, Christof: Liebe – Formen und Normen, Verlag Herder, Freiburg im Breisgau 2017.

Buber, Martin: Ich und Du, Reclam Verlag, Stuttgart 2013.

Carver, Raymond: Wovon wir reden, wenn wir von Liebe reden, S. Fischer Verlag, Frankfurt am Main 2012.

Claussen, Johann Hinrich: Glück und Gegenglück. Philosophische und theologische Variationen über einen alltäglichen Begriff, Mohr Siebeck Verlag, Tübingen 2005.

Dalai Lama mit Alt, Franz: Der Appell des Dalai Lamas an die Welt. Ethik ist wichtiger als Religion, 15. Auflage, Benevento Publishing, Wals bei Salzburg 2015.

Dávila, Nicolás Gómez: Texte und andere Schriften, 2. durchgesehene und erweiterte Ausgabe, Karolinger Verlag, Wien 2018.

Epikur: Über das Glück, Diogenes, Zürich 2011.

Eugenides, Jeffrey (Hg.): Der Spatz meiner Herrin ist tot. Große Liebesgeschichten der Weltliteratur, Rowohlt Verlag, Reinbek bei Hamburg 2009.

Fisher, Helen E.: Anatomie der Liebe. Vollständige Taschenbuchausgabe, 2. Auflage, Droemer Knaur, München 1996.
Foucault, Michel: Der Wille zum Wissen. Sexualität und Wahrheit 1, Suhrkamp Verlag, Frankfurt am Main 1986a.
Foucault, Michel: Der Gebrauch der Lüste. Sexualität und Wahrheit 2, Suhrkamp Verlag, Frankfurt am Main 1986b.
Foucault, Michel: Die Sorge um sich. Sexualität und Wahrheit 3, Suhrkamp Verlag, Frankfurt am Main 1986c.
Franke, Luitgard: Demenz in der Ehe. Über die verwirrende Gleichzeitigkeit von Ehe- und Pflegebeziehung, Mabuse-Verlag, Frankfurt am Main 2014.
Frankfurt, Harry G.: Gründe der Liebe, Suhrkamp Verlag, Berlin 2016.
Frankfurt, Harry G: Ungleichheit. Warum wir nicht alle gleich viel haben müssen, Suhrkamp Verlag, Berlin 2016.
Freud, Sigmund: Schriften über Liebe und Sexualität, S. Fischer Verlag, Frankfurt am Main 2006.
Fromm, Erich: Die Kunst des Liebens, 13. Auflage, Deutscher Taschenbuch Verlag, München 2007.
Geiger, Arno: Der alte König in seinem Exil, 8. Auflage, Carl Hanser München 2016.
Guggenbühl-Craig, Alfons: Liebe im Alter und das Hohelied, in: *Familiendynamik. Interdisziplinäre Zeitschrift für systemorientierte Praxis und* Forschung, Jg. 24, H. 4, Heidelberg 1999.
Hähnel, Martin/Schlitte, Annika/Torkler, René: Was ist Liebe? Philosophische Texte von der Antike bis zur Gegenwart, Reclam Verlag, Stuttgart 2015.
Haneke, Michael: Liebe. Das Buch. Mit einem Essay von Georg Seeßlen, Hanser Berlin, Berlin 2012.
Hermann, Horst: Liebesbeziehungen – Liebesentwürfe. Eine Soziologie der Partnerschaft, 5. Auflage, Telos Verlag, Münster 2010.
Hesiod: Hesiodus. Theogonie, S. Fischer Verlag, München 2016.
Hesse, Hermann: Glück, Suhrkamp Verlag, Berlin 1955.
Hume, David: Eine Untersuchung über den menschlichen Verstand, Boer Verlag, Grafrath 2017.
Illouz, Eva: Gefühle in Zeiten des Kapitalismus, Suhrkamp Verlag, Berlin 2013.
Illouz, Eva: Warum Liebe weh tut. Eine soziologische Erklärung, Suhrkamp Verlag, Berlin 2016.
Kant, Immanuel: Grundlegung zur Metaphysik der Sitten, Felix Meiner Verlag, Hamburg 2016.
Kiekergaard, Sören: Gesammelte Werke, Gütersloher Verlagshaus, Gütersloh 1994.
Kiekergaard, Sören: Philosophische Brocken, Europäische Verlagsanstalt, Hamburg 2016.

Klein, Stefan: Der Sinn des Gebens. Warum Selbstlosigkeit in der Evolution siegt und wir mit Egoismus nicht weiterkommen, S. Fischer Verlag, Frankfurt am Main 2010.

Lacan, Jacques: Die vier Grundbegriffe der Psychoanalyse. Das Seminar, Buch XI, Quadriga, Weinheim/Berlin 1996.

Lanzerath, Dirk: Krankheit und Gesundheit. Eine philosophische Annäherung an zwei Grundkategorien menschlichen Daseins, in: *Jahrbuch für Christliche Sozialwissenschaft*, Bd. 47 (2006).

Levinas, Emmanuel: Die Spur des anderen. Untersuchungen zur Phänomenologie und Sozialphilosophie, Verlag Karl Alber, Freiburg im Breisgau 1983.

Levinas, Emmanuel: Totalität und Unendlichkeit. Versuch über die Exteriorität, Verlag Karl Alber, Freiburg im Breisgau 1993.

Luhmann, Niklas: Liebe als Passion. Zur Codierung von Intimität, Suhrkamp Verlag, Frankfurt am Main 1994.

Marcuse, Ludwig: Philosophie des Glücks. Von Hiob bis Freud, Diogenes Verlag, Zürich 1985.

Mary, Michael: Fünf Wege, die Liebe zu lernen, 5. Auflage, Nordholt Verlag, Hamburg 2015.

Meier, Heinrich/Neumann, Gerhard (Hg.).: Über die Liebe. Ein Symposium, 3. Auflage, Piper Verlag, München/Zürich 2008.

Miller, Alice: Das Drama des begabten Kindes und die Suche nach dem Selbst, Suhrkamp Verlag, Berlin 1983.

Nadolny, Susanne: Wie die Liebe funktioniert. Variationen über ein bekanntes Thema, Edition Ebersbach, Berlin 2012.

Nancy, Jean-Luc: Die Liebe übermorgen, Salon Verlag & Edition, Berlin 2010.

Norwood, Robin: Wenn Frauen zu sehr lieben, Rowohlt Verlag, Reinbek bei Hamburg 2012.

Platon: Symposium, in: Platon: Sämtliche Werke, Bd. 2, 30. Auflage, Rowohlt Verlag, Hamburg 2004.

Polednitschek, Thomas: Der politische Sokrates. Was will Philosophische Praxis?, in: Philosophische Plädoyers, Bd. 2, 2. korrigierte Auflage, LIT Verlag, Münster 2014.

Precht, Richard David: Liebe. Ein unordentliches Gefühl, Goldmann, München 2010.

Prinz, Alois: Hannah Arendt oder die Liebe zur Welt, 4. Auflage, Beltz Verlag, Weinheim/Basel 2013.

Privitera, Claudia: Denkanstöße über die Liebe, Piper Verlag, München 2008.

Rathmayr, Bernhard: Geschichte der Liebe. Wandlungen der Geschlechterbeziehungen in der abendländischen Kultur, Wilhelm Fink Verlag, Paderborn 2016.

Riehl-Emde, Astrid: Wenn alte Liebe doch mal rostet. Paarberatung und Paartherapie für Ältere, Kohlhammer Verlag, Stuttgart 2014.
Rosa, Hartmut: Resonanz. Eine Soziologie der Weltbeziehung, 6. Auflage, Suhrkamp Verlag, Berlin 2017.
de Rougemont, Denis: Die Liebe und das Abendland, Edition Epoché, Gaggenau 2007.
Scheler, Max: Von der Ganzheit des Menschen. Ausgewählte Schriften: Liebe, Ethik, Erkenntnis, Leiden, Zukunft, Realität, Soziologie, Philosophie, Bouvier Verlag, Bonn 1991.
Schlüter, Christiane: Ein unbeschreibliches Gefühl. Die Philosophie der Liebe, Pattloch Verlag, München 2011.
Schmid, Wilhelm: Die Liebe neu erfinden. Von der Lebenskunst im Umgang mit anderen, Suhrkamp Verlag, Berlin 2010.
Schmid, Wilhelm: Was wir gewinnen, wenn wir älter werden, 22. Auflage, Insel Verlag, Berlin 2016.
Schmid Wilhelm: Die Geburt der Philosophie im Garten der Lüste, Suhrkamp Verlag, Berlin 2016.
Schnell, Rüdiger: Haben Gefühle eine Geschichte? Teil I und Teil II. Aporien einer History of Emotions, V&R unipress, Göttingen 2015.
Schrader, Christine: Über die Liebe zu sich selbst im Alter, in: *Psychotherapie im Alter*, Jg. 13, H. 3, Gießen 2016.
Simmel, Georg: Über die Liebe, Jazzybee Verlag, Altenmünster 2012.
Spaemann, Robert: Schritte über uns hinaus. Gesammelte Reden und Aufsätze, Klett-Cotta Verlag, Stuttgart 2014.
Stendhal: Über die Liebe, S. Fischer Verlag, Frankfurt am Main 2012.
Stopczyk-Pfundstein, Annegret: Philosophin der Liebe, Helena Stöcker. Die «neue Ethik» in Deutschland und ihr philosophisches Umfeld bis heute, Books on Demand GmbH, Stuttgart 2003.
Strauß, Botho: Über die Liebe. Geschichten und Bruchstücke, Reclam Verlag, Stuttgart 1989.
Tolstoi, Lew: Anna Karenina, 5. Auflage, Deutscher Taschenbuch Verlag, München 2015.
Vilar, Esther: Der dressierte Mann, hockebooks, München 2016.
Voland, Eckart: Die Natur des Menschen. Grundkurs Soziobiologie, Verlag C.H. Beck, München 2007.
Willi, Jürg: Was hält Paare zusammen? Der Prozeß des Zusammenlebens in psycho-ökologischer Sicht, 12. Auflage, Rowohlt Verlag, Reinbek bei Hamburg 2013.
Zizek, Slavoj: Die gnadenlose Liebe, Suhrkamp Verlag, Frankfurt am Main 2001.

MIX
Papier aus verantwortungsvollen Quellen
FSC www.fsc.org FSC® C083411

Das für dieses Buch verwendete Papier ist FSC®-zertifiziert.